DE

LA POLYDIPSIE.

Par L.-URBAIN LACOMBE,

DOCTEUR EN MÉDECINE,

Interne de première Classe en médecine et en chirurgie des Hôpitaux civils de Paris,
Membre titulaire de la Société anatomique, etc.

Vehementer suspicamur medicos antiquitatis non pauca diabetis exempla sub nomine polydipsiæ, sive sitis immodicæ, collegisse; at contra vel suspicamur medicos hodiernos non paucos polydipsiæ casus pro diabete declarare.

(*Acta instituti clinici,* auctore J. Frank, cap. XVIII, p. 106; Lipsiæ, 1812.)

PARIS.

J.-B. BAILLIÈRE, LIBRAIRE,
RUE DE L'ÉCOLE-DE-MÉDECINE, 13.

1841

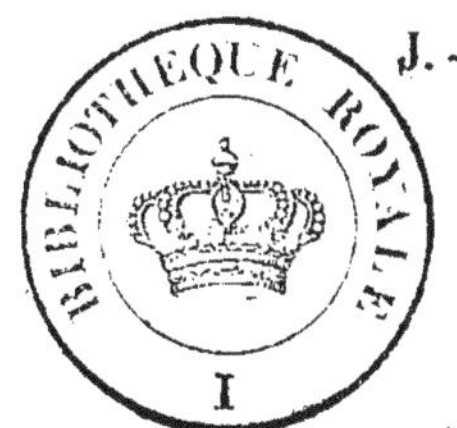

PARIS.— RIGNOUX, IMPRIMEUR DE LA FACULTÉ DE MÉDECINE,
RUE DES FRANCS-BOURGEOIS-SAINT-MICHEL, 8.

A M. JOBERT (DE LAMBALLE),

Chirurgien de l'hôpital Saint-Louis, Membre de l'Académie royale de Médecine, etc. etc.

Vous avez été pour moi un maître et un ami.

Je prie MM. VELPEAU, RAYER, LISFRANC et GUERSANT fils, mes anciens maîtres, de recevoir le témoignage public de ma reconnaissance pour les préceptes que j'ai puisés dans leurs savantes leçons, pendant mon séjour dans les hôpitaux.

L'étude des affections des reins et des altérations de la sécrétion urinaire a reçu une forte impulsion dans ces dernières années. Des hommes laborieux, s'aidant des lumières fournies par l'anatomie pathologique, par les progrès de la chimie organique, et par les recherches microscopiques, ont publié des travaux d'un haut intérêt sur cette matière. C'est après avoir pris connaissance de ces travaux, et guidé par les indications pleines de bienveillance de M. Rayer, pendant mon service à l'hôpital de la Charité, que j'ai entrepris ces recherches sur une maladie, la *polydipsie,* qui simule une altération de la sécrétion urinaire, le diabète. Mon but n'a point été de tracer une histoire complète de la polydipsie, mais d'appeler l'attention des observateurs sur une affection peu connue et peu étudiée, et dont la connaissance se rattache cependant à des questions de physiologie et de pathologie pleines d'intérêt.

Je me suis proposé d'établir, à l'aide d'un assez grand nombre de faits, que la *soif exagérée* peut exister comme maladie essentielle, indépendante d'une lésion organique appréciable, et du diabète sucré; j'exposerai les caractères qui distinguent cette affection du diabète sucré, et qui ne permettent pas de confondre ou de rapprocher l'une de l'autre ces deux affections.

Le nom de *faux diabète,* donné à cette maladie par quelques observateurs, me paraît devoir être abandonné, parce qu'il tend à consacrer un rapprochement qu'il faut éviter.

Le mot *polydipsie* (de πολυς, *beaucoup*, et διψα, *soif*), employé par quelques auteurs, désignant parfaitement le phénomène prédominant particulier de l'organisme, doit être préféré.

Un assez grand nombre d'observations ont été faites sur le sujet traité dans ce travail; mais la plupart sont si incomplètes, que, sans le secours des cas que j'ai pu recueillir moi-même, il m'eût été difficile de donner une description de la polydipsie. Je ne rapporterai que les observations qui m'ont paru le plus concluantes. Sans doute quelques-unes de ces observations laissent encore beaucoup à désirer; mais, dans la plupart, les caractères de la polydipsie sont si tranchés, et dans tous ces cas les symptômes offrent tant d'analogie, qu'une lecture attentive de ces faits pourrait donner une idée exacte de la maladie.

J'ajouterai quelques autres faits incomplétement observés, ou dont l'exactitude est contestable. D'ailleurs, on ne peut les rapprocher que sous quelques rapports de la polydipsie. S'ils sont confirmés par des observations ultérieures mieux suivies et plus rigoureuses, on pourra établir trois divisions dans l'étude de la soif, considérée comme *phénomène morbide:*

1° La soif *idiopathique* et persistante (polydipsie);

2° La soif *symptomatique*;

3° La soif accompagnée de dépérissement graduel, comme dans les cas de diabète sucré et dans quelques autres où une matière sucrée n'a pas été trouvée dans l'urine (diabète *insipide* ou diabète *aqueux*).

Je ne traiterai dans cet essai que de la soif idiopathique et persistante, ou de la *polydipsie.*

DE

LA POLYDIPSIE.

§ Ier. La *polydipsie* (πολυς, beaucoup, et διψα, soif) est caractérisée par une soif excessive, qui oblige de prendre des boissons à des intervalles plus rapprochés et en quantité plus considérable que dans l'état de santé, et par suite, par une émission plus abondante d'urines très-aqueuses, et d'une très-faible pesanteur spécifique; enfin par la persistance de cette exagération de la soif, le plus souvent pendant un grand nombre d'années, sans danger pour la vie et sans altération notable de la santé.

Les dénominations d'*hydrurie*, de *polyurie*, employées par quelques auteurs pour désigner la polydipsie, n'indiquent qu'une conséquence fonctionnelle de l'ingestion d'une grande quantité de boisson, et non le symptôme primitif et véritablement caractéristique.

La polydipsie est pour les boissons ce qu'est la *boulimie* ou la *polyphagie* pour les aliments. Il y a dans ces deux affections un besoin impérieux, insatiable, résultant d'un acte physiologique anormal et exagéré.

Plusieurs cas de polydipsie ont été décrits sous les noms de *diabète insipide*, de *faux diabète*, de *soif exagérée*, de *soif inextinguible*, de *besoin insatiable des boissons*, d'*hydromanie*, de *diurésis*, d'*hydruria*,

2

de *polyuria*, d'*urinæ profluvium*. Dans une thèse sur la *soif exagérée* (1), on trouve comme synonymes πολυδιψια, διψα σφοδρα, αμετρος; διψα σφοδρα (Hippocrate).

La polydipsie est une maladie rare. Pour s'en convaincre il suffit de parcourir les ouvrages de pathologie anciens et modernes; dans quelques uns elle n'est pas même indiquée, dans d'autres on n'en rencontre que quelques exemples isolés. Cependant le nombre de faits qu'il m'a été donné d'observer pendant l'année qui vient de s'écouler tendrait à faire croire que le silence des auteurs à cet égard tient à ce que leur attention ne s'est pas dirigée sur ce point.

Quelques considérations générales sur la polydipsie, considérée surtout comme symptôme, ont été exposées dans les dictionnaires de médecine (2) publiés dans ces derniers temps. Antérieurement, Desgranges (de Lyon) avait publié (3) trois cas de polydipsie, dont un est assez complet. Il a ajouté à ces observations quelques réflexions sur la soif, en général, et sur la marche et la terminaison de la polydipsie. Un cas de polydipsie a été recueilli avec un grand soin dans le service de Dupuytren, par M. le docteur Boissat (de Bourdeilles), alors interne des hôpitaux, et publié (4) sous le nom de *diabète non sucré*. M. le docteur Delens a fait un bon rapport sur ce travail. Une observation remarquable de polydipsie, dans laquelle les caractères symptomatiques sont fortifiés par l'analyse chimique, a été rapportée par Vauquelin dans le journal de Fourcroy (5). Une autre observation, des

---

(1) Thèse soutenue par Herbort (Laurentius) sous la présidence de G.-B. Metzger, *De siti præter naturam aucta*; Tubingæ, 1673, in-4°.

(2) *Dictionnaire des sciences médicales*, art. Soif, t. L, p. 460. — *Dictionnaire de médecine et de chirurgie pratiques*, art. Polydipsie, p. 442. — *Dictionnaire de médecine* en 22 vol., art. Soif.

(3) *Annales de la Société de médecine de Montpellier*, t. VI, an XIII.

(4) *Journal général de médecine*, t. LXXX, p. 164; Paris, 1822.

(5) *La médecine éclairée par les sciences physiques*, t. III, p. 122; Paris, 1792.

plus curieuses, est imprimée dans les *Mémoires de la Société philomatique*, 22 octobre 1791, et suivie d'un rapport de MM. Belloc et Brongniart; cette observation est citée (1) par le docteur Simmons, avec un autre fait observé par Tenon, et une troisième observation par le docteur Maxwel. Marchal (2) cite deux faits, dont l'un, quoique incomplet, paraît se rapporter à la maladie qui fait l'objet de ce travail; tandis que l'autre est un cas d'empoisonnement par un sel de cuivre. Un autre exemple de polydipsie est cité par Bouffart (3). Des observations semblables ont été rapportées par le docteur Jarrold (4), par J. Frank (5), par J. Bostock (6), par les docteurs Muhrbeck (7), Robert Graves (8), et Lyman Bartlett (9). Le docteur Willis (10) raconte un cas de polydipsie observé chez un homme âgé de soixante-douze ans; un fait analogue a été publié dans les *Éphémérides des curieux de la nature* (11). D'autres observations, très-incomplètes, et le plus souvent peu authentiques, sont consignées dans des auteurs an-

---

(1) *Medic. facts and observations*, t. II, p. 73; London.

(2) *Quelques considérations sur la soif*, thèse n° 133; Paris, 1815.

(3) Thèse *sur la soif*, n° 437; Paris, an XIII.

(4) *Recherches sur le diabète insipide*, par le docteur Jarrold, dans la *Bibliothèque médicale*, t. XX, p. 278; Paris, 1808. Trad. des *Annales de médecine* d'Altembourg, 4e cah., 1807.

(5) *Acta instituti clinici cæsareæ universitatis Vilnensis*, cap. XVIII, p. 106; Lipsiæ, 1812.—*Ratio instituti clinici Ticinencis*, Joseph Frank, in-8°, p. 208; Viennæ, 1797.

(6) Observations lues à la Société médic. et chirur. de Londres, 28 avril 1812. Trad. dans le *Journal général de médecine*, t. LIX, p. 81; Paris, 1817.

(7) *Journal d'Hufeland*, mai 1820. Trad. dans la *Biblioth. médic.*, t. LXXXIII, p. 106.

(8) *The Dublin Journal of medical and chemical sciences*, septembre 1834.

(9) *The american Journal of the medical sciences*, n° 32, p. 356, août 1835.

(10) *Urinary diseases and their treatment*, in-8°; London, 1838.

(11) *Miscellanea curiosa medico-physica academiæ naturæ curiosorum*, t. II, obs. CLXXV, anno 1671.

ciens, Lazare Rivière (1), Thomas Bartholin (2), Fernel (3), Dodoens (4), et dans les *Commentaires de l'Académie des sciences et des arts* de Bologne (5). On en trouve un exemple dans l'ancien *Journal de médecine* (6); un autre, sous le nom d'*hydromanie*, dans la *Gazette de santé* (7). Bonet (8) cite plusieurs cas de *soif exagérée* et symptomatique de diverses lésions des viscères abdominaux ou thoraciques. Sauvages (9) classe la polydipsie parmi les maladies qui troublent la raison (*vesaniæ, morositas*); il en reconnaît quatre variétés, *toutes symptomatiques*; il pense que la polydipsie est *rarement* une maladie par elle-même, mais seulement un symptôme accidentel de quelques autres. David Macribde (10) fait mention de la *soif exagérée* comme symptôme; mais il convient néanmoins que la polydipsie, comme la polyphagie, constitue souvent une maladie primitive. J'ai consulté de nombreuses thèses (11) sur la soif, soutenues en Allemagne, sans y rencontrer d'exemples de polydipsie.

---

(1) Lazari Rivierii *Opera medica*, cent. III, p. 523, observ. XXIV et XXVII.

(2) *Collection académique étrangère*, t. VII, in-4°, année 1671

(3) Fernellii (Ionis) *Universa medicina*; Lugduni, 1602.

(4) Dodoens, *Praxis medica*, cap. LXII, p. 74, anno 1521.

(5) *De Bononiensi scientiarum et artium instituto atque academia commentrii*, in-4°, p. 145; Bononiæ, 1731.

(6) Ancien *Journal de médecine*, t. LXI, p. 370; 1784.

(7) *Gazette de santé*, p. 93, juin 1777.

(8) Bonet, *Sepulchretum*, t. II, p. 22, *De siti morbosa*.

(9) Sauvages, *Nosologie méthodique*, t. VII, classis octava, § 9, in-12, p. 226, année 1772; Lyon.

(10) David Macribde, *Introduction méthodique à la pratique de la médecine*. Trad. de Petit-Radel, ordre III, *De l'Appétit et des désirs*, in-8°, t. I, p. 234; Paris, année 1787.

(11) Sebizio, *De fame et siti*; Argentorati, 1655. — Herbort (Laurentius), *De siti præter naturam aucta*; Tubingæ, 1673. — Strube, *De siti*; Witembergæ, 1709. — Falck, *De siti præternaturali*; Jenæ, 1713. — Mayero, *De siti*; Argentorati, 1722. — Jesseno, *De siti*; Jenæ, 1755, etc.

Je regrette de n'avoir pu prendre connaissance de quelques observations recueillies par Leurs (1), Güdenklée, Hufeland, etc.

§ II. *Symptômes.* — La polydipsie se rencontre ordinairement chez des individus d'un tempérament lymphatique et nerveux, dont les muscles sont peu développés, et dont la peau est fine, quelquefois sèche et terne. Le ventre est souvent volumineux, ce qui dépend par fois de la grande quantité de liquides ingérés, et plus souvent d'un état nerveux particulier, avec développement de gaz, comme on le voit souvent dans l'hystérie; soit d'un état morbide des ganglions mésentériques, développé sous l'influence d'une constitution scrofuleuse. Les malades éprouvent facilement la sensation du froid, soit lorsqu'ils ont soif, soit même après avoir bu, et, dans ce dernier cas, cette sensation est marquée surtout au centre épigastrique. La peau, le plus souvent sèche, quelquefois rugueuse, présente rarement de la transpiration; la santé générale est ordinairement dans un état satisfaisant, quoique les individus présentent peu d'embonpoint; ils se regardent comme sujets plutôt à une incommodité qu'à une véritable maladie. *L'appétit n'est point exagéré:* dans trois cas que j'ai observés dans le service de M. Rayer, et dans quelques autres, il était même diminué; chez un quatrième malade, il était plus développé. Les malades préfèrent généralement une alimentation végétale, et de l'eau acidulée ou légèrement vineuse, qui les excite moins à boire; quelques-uns usent indifféremment de toute espèce d'aliments et de boissons.

Il existe une sensation de sécheresse sur la langue et au pharynx, sans tuméfaction, sans rougeur, sans douleur locale; la bouche est pâteuse, la salive est rare et épaisse; il y a en même temps vers l'estomac un sentiment de resserrement, de gêne, comme dans le besoin exprimé par la faim; sensation de froid dans le même organe,

---

(1) *Casus duplex polydipsiæ*, Duisb., 1805.

quand le malade a bu; quelquefois, au contraire, la langue reste humide, rosée, la salive est alcaline, comme dans l'observation journalière.

La soif est violente, impérieuse, il faut lui obéir ; et le malheureux patient, qui ne peut la satisfaire, s'irrite, si on lui résiste, ou bien il trouve dans ses urines le moyen de soulager momentanément la soif qui le dévore. Pendant la nuit, le sommeil lui-même n'est point un obstacle à ce désir sans cesse renaissant des liquides ; ce besoin prend même alors une nouvelle intensité, et le malade, auquel l'expérience a appris qu'à chaque heure de la nuit il aura un besoin à satisfaire, a soin d'apporter lui-même, le soir, près de son lit, les provisions nécessaires jusqu'au lendemain. Dans la nuit, il se réveille souvent, quelquefois toutes les deux heures, pour obéir aux besoins impérieux de boire et d'uriner.

Dans la polydipsie, la soif varie peu, suivant les saisons; elle est tout aussi intense pendant les froids rigoureux de l'hiver, et les chaleurs de l'été ne semblent point l'augmenter.

La quantité de boissons nécessaire au sujet atteint de polydipsie est vraiment extraordinaire; un enfant de cinq ans boit douze bouteilles d'eau en vingt-quatre heures. La femme *Bonsergent* en exige trois seaux: on faisait placer deux seaux près d'un des malades observés à la Charité, dans le service de M. Rayer : l'un était rempli de tisane, que le malade buvait, l'autre était destiné à recueillir ses urines. Le sujet cité par M. le docteur Boissat avait besoin d'une voie d'eau pour étancher sa soif, dans le même espace de temps. La quantité de liquide ingéré à la fois est variable. Le malade observé à l'Hôtel-Dieu avalait près de deux litres d'un seul trait; celui cité par Maxwel en avalait deux pintes. Dans le cas rapporté par Desgranges, le malade en buvait une bouteille. Du reste, le besoin de boire est tel, dans la polydipsie, qu'on voit souvent les malades, ou se suspendre au robinet d'une fontaine, ou rechercher de préférence les grands vases, qui peuvent plus abondamment satisfaire leur soif dévorante.

Dans le plus grand nombre des cas, une boisson acide, aigrelette, une tisane vineuse, diminue l'intensité de la soif, qui n'éprouve de modification bien marquée que lors du développement d'une maladie intercurrente; alors une perturbation dans l'économie amène un phénomène tout à fait nouveau et insolite dans toute autre condition, la *diminution de la soif*, pendant un état fébrile.

L'émission des urines est fréquente; leur quantité est en rapport avec celle des boissons ingérées. L'urine est claire, d'une limpidité parfaite, peu ou point colorée, ressemblant souvent à de l'eau; variant du reste suivant les heures auxquelles elle est rendue, et suivant la quantité de liquide pris par le malade, sans aucun dépôt au fond du vase, légèrement acide ou neutre, ne donnant aucun précipité quand on la traite par l'acide nitrique, par la chaleur ou par l'ammoniaque, très peu odorante; donnant pour pesanteur spécifique, à l'aréomètre de Baumé, de 0,0 (= 1000,000) à 2,0 (= 1014,666 (1), au moment de l'émission, et terme moyen, 0,4 (= 1002,933); la pesanteur varie du reste généralement suivant la quantité des urines (2); quand elles sont moins abondantes, la pesanteur augmente *et vice versa*.

La vessie a ordinairement une grande capacité; la femme Renard (obs. I) et le malade Kahn (obs. II) urinaient abondamment, surtout le matin; alors ils rendaient souvent un litre d'urine à la fois. Dans la polydipsie des enfants, souvent le sommeil n'est point troublé par le besoin d'uriner, et alors la vessie, distendue par les urines, se vide spontanément dans le lit.

Le pouls n'a présenté généralement rien de particulier; cependant, quelquefois il a été noté petit et serré; dans deux cas, ce phénomène a été tout à fait passager; chez l'un des malades, il était dû à un état

---

(1) Dans ce dernier cas, l'urine n'a plus les caractères qui lui sont propres dans la polydipsie; car alors la soif et la sécrétion urinaire ont été modifiées.

(2) M. Rayer (*Traité des maladies des reins*, t. I, p. 75; Paris, 1839) donne, comme pesanteur spécifique moyenne de l'urine dans trois cas de polydipsie, 1001. — 1007. — 1009.

nerveux particulier ; chez l'autre, il avait paru sous l'influence d'un trouble général de l'organisme de peu de durée.

La respiration n'éprouve généralement aucune modification ; cependant, dans un cas (obs. II), elle nous a présenté une accélération d'autant plus remarquable, qu'elle coïncidait avec un ralentissement très-notable du pouls.

La polydipsie apparaît à différents âges, mais plus fréquemment dans l'enfance. Dans ce dernier cas, on observe souvent que la soif va en augmentant, jusque après l'époque de la puberté, puis elle reste ordinairement stationnaire, présentant seulement des différences dans son intensité, dans des circonstances déjà indiquées. Il n'en est plus de même quand la polydipsie se développe chez des individus plus avancés en âge : alors ce phénomène prend toute son intensité en quelques jours.

Quelquefois la polydipsie s'est présentée sous forme intermittente. Un cas de ce genre est rapporté par Maxwel (obs. XII); un autre par Thomas Bartholin (*loc. cit.*); Klein dit aussi avoir observé une soif cruelle, sans fièvre, avec le type tierce, qui, après s'être prolongée longtemps, finit par céder à une boisson abondante d'eau pure.

La polydipsie reste stationnaire pendant un grand nombre d'années; elle peut même durer toute la vie, offrant seulement quelques variations dans l'intensité de la soif, sans agir sur la santé autrement que par l'affaiblissement général qu'elle détermine.

Nous ne pourrons citer aucun cas bien authentique de guérison durable de cette singulière affection, la plupart des malades n'ayant été observés que pendant peu de temps. Nous avons vu la soif diminuer sous l'influence de certains médicaments; mais il aurait fallu que ces malades eussent été suivis pendant plusieurs années pour juger de la solidité de la guérison.

La polydipsie a-t-elle pu quelquefois déterminer la mort? Je l'ignore.

§ III. — Les *causes* de la polydipsie sont obscures. Le tempérament lymphatique et nerveux et la constitution scrofuleuse paraissent prédisposer à cette affection. Elle s'est quelquefois développée sous l'influence de chagrins prolongés, d'une frayeur violente, d'une émotion morale vive. On a cité, comme pouvant donner lieu à la polydipsie, les causes débilitantes, l'abus des plaisirs vénériens (J. Frank), les écarts de régime, les aliments échauffants, l'insolation, les veilles prolongées, les évacuations alvines copieuses, les cris prolongés (*Dict. des sciences méd., loc. cit.*). Ces causes, et d'autres assignées par Sydenham (1) et Cullen (2), telles que les fièvres intermittentes, l'hystérie, les saignées abondantes, les purgatifs répétés, le rhumatisme, peuvent amener une exagération momentanée de la soif; mais leur influence sur le développement de la polydipsie est fort obscure. Dans beaucoup de cas, la polydipsie étant survenue dans l'enfance, la cause en est restée entièrement ignorée ; quelquefois elle a paru être la conséquence d'une alimentation insuffisante ou de mauvaise nature.

La polydipsie se développe chez les deux sexes. Cependant les hommes paraissent en être plus fréquemment atteints que les femmes. Sur 27 cas que je rapporte, cette maladie a eu lieu 16 fois chez des hommes, et 11 fois chez des femmes ; mais ce nombre est trop restreint pour une conclusion rigoureuse.

Sous le rapport de l'âge, les malades peuvent être classés dans l'ordre suivant :

A 72 ans.	1 cas
De 50 ans à 60 ans.	5 —
— 30 — 40.	6 —
— 20 — 30.	5 —
— 10 — 20.	7 —
— 5 — 10.	2 —
	26 cas.

(1) Sydenham, *Médecine pratique*. Trad. de Jault, in-8°, p. 307 et 621 ; Paris, 1784.

(2) Cullen, *Éléments de médecine*. Trad. de Bosquillon, t. II, chap. XII, p. 444, in-8°, Paris, 1787.

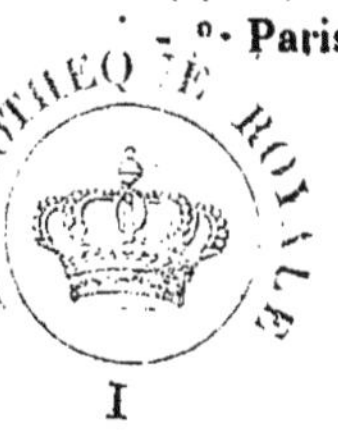

Chez une femme, l'âge n'a pas été noté. La polydipsie a donc été le plus souvent observée dans l'âge adulte.

A l'époque où les observations ont été recueillies, les individus étaient polydipsiques :

Depuis 3 semaines à 8 mois. . .	10
— 4 ans à 8 ans.	5
— 10 ans.	1
— leur enfance.	8
— plusieurs années.	3
Total. . . .	27

Les professions ne paraissent avoir aucune influence sur le développement de cette maladie ; 27 cas sont ainsi divisés : 6 journaliers, 2 soldats, 2 femmes travaillant au coton, 1 religieuse, 1 femme de chambre, 1 tailleur, 1 tonnelier, 1 cloutier, 1 employé aux tabacs, 1 marchand de cartons. Chez les autres, la profession n'est pas notée.

Cinq malades, interrogés relativement à l'hérédité de la maladie, ont répondu négativement. Mais un exemple bien remarquable nous a été raconté par le nommé Constant (obs. IV), et confirmé depuis par deux de ses parents. La mère de Constant était atteinte de polydipsie : elle a donné le jour à trois fils, qui ont éprouvé la même affection. Un frère de la mère de Constant éprouvait également une soif insatiable ; il est mort dans un âge avancé, laissant quatre enfants, dont deux étaients sujets à la même maladie.

L'influence des saisons, de la température, du climat, et de la manière de vivre, n'a pas été étudiée.

§ IV. — La prédominance du système nerveux chez plusieurs malades, et les causes qui plusieurs fois ont donné lieu à la polydipsie, conduisent à rapporter cette maladie à une affection du système nerveux, et peut-être avec d'autant plus de raison qu'il n'est pas très-rare de voir une soif intense, passagère, coïncider avec des accès d'hystérie. Dans un cas (obs. VII), la polydipsie est survenue en même temps qu'une perversion du goût pour les aliments. Nous éloignons toute idée de lésion inflammatoire, qu'aucun symptôme ne vient exprimer.

La soif exagérée, dans la polydipsie, est elle une hallucination? Dans les auteurs qui ont traité des hallucinations, on trouve bien des cas de *fausses sensations* qui se rapportent aux organes thoraciques ou abdominaux; mais on n'y trouve point d'exemples de sensations liées d'une manière directe aux fonctions organiques que ces viscères sont appelés à remplir. Le plus souvent les malades croient sentir dans leur estomac un animal, ou un corps étranger quelconque. Quelquefois ces hallucinations semblent se développer sous l'influence d'une lésion organique; mais, dans tous ces cas, il y a altération simultanée, plus ou moins marquée, de l'intelligence, tandis que, dans aucun cas de polydipsie, on n'a rencontré de dérangement des fonctions cérébrales. Les malades s'acquittent tous des travaux que leur condition leur impose; la soif est pour eux *plutôt une incommodité qu'une véritable maladie*. La polydipsie s'est développée le plus souvent dans l'enfance ou dans la jeunesse, époques de la vie où les hallucinations sont le plus rarement observées. Enfin, point d'illusion sensoriale, point de fausse perception, la sensation de la soif existe réellement; la langue des malades est desséchée, la bouche pâteuse; il y a sensation de sécheresse dans le pharynx; la déglutition des solides est difficile, si le malade n'a bu auparavant; la privation des boissons est accompagnée de malaise, d'anxiété, de défaillance. Enfin, il en est de la polydipsie comme de la boulimie, ni l'une ni l'autre ne doivent être rapportées généralement à une aberration de sensation.

Rien ne justifie l'opinion de Sauvages, qui place la polydipsie parmi les affections accompagnées d'un trouble de la raison, dans les *vésanies*.

Plusieurs auteurs, ne tenant compte que de la quantité des urines, avaient rattaché cette maladie à une altération de la sécrétion urinaire ; mais l'abondante sécrétion de l'urine n'est que *la suite* nécessaire de la grande quantité de boissons ingérées; l'urine n'éprouve, dans ce cas, d'autre modification que celle qui résulte de l'abondance des boissons.

§ V. *Diagnostic.* — Dans les affections organiques inflammatoires accompagnées d'un état fébrile plus ou moins intense, la *soif* peut être vive et impérieuse; mais les antécédents du malade, les caractères et la marche de la maladie, et l'examen des urines, ne permettront pas de confondre cette soif avec celle qui constitue la polydipsie.

Les affections dont il est le plus difficile de la distinguer sont les diverses espèces de diabète. Ces maladies ont été souvent confondues, non-seulement dans les temps anciens, mais encore de nos jours. Un examen comparatif de ces affections en fera ressortir les différences.

La polydipsie a souvent débuté dans l'enfance; le diabète sucré, au contraire, est comparativement rare à cet âge, et il se déclare le plus souvent de 25 à 35 ans, chez les individus bien musclés et d'une bonne constitution (voy. Cawley, Nicolas et Gueudeville).

Dans la polydipsie, il y a conservation régulière des forces; l'action des organes génitaux n'est point altérée; le malade offre un embonpoint peu marqué, mais qui généralement *ne diminue pas.* Le diabète sucré, au contraire, est ordinairement accompagné d'un abattement général, d'une grande faiblesse, d'un amaigrissement qui fait graduellement des progrès; les organes génitaux perdent leur énergie, et leur fonction finit bientôt par s'anéantir totalement.

Dans la polydipsie, la peau n'offre point, surtout vers le soir, une augmentation de température; le pouls est calme et sans fréquence. Dans le diabète sucré, la peau présente une élévation de température qui augmente vers le soir, en même temps que le pouls devient plus fréquent, surtout dès que la phthisie pulmonaire commence à se développer.

degré d'appétit, et l'analyse des urines, donnent des signes distinctifs plus sûrs encore. Dans le diabète sucré, on remarque, dès le début, une augmentation très-marquée de la faim, qui s'accroît et persiste pendant plusieurs années, et ne diminue ordinairement que lors de l'apparition de symptômes graves, d'une grande faiblesse, d'un amaigrissement extrême, de marasme, et des signes de la phthisie pulmonaire (1), qui vient presque toujours mettre un terme aux souffrances morales et physiques du malheureux diabétique.

Dans la polydipsie, l'appétit est plutôt diminué qu'il n'est augmenté; les malades préfèrent le régime végétal, qui excite moins la soif. Dans le diabète sucré, le régime animal est généralement préféré, et rend la faim moins impérieuse, en même temps qu'il diminue le besoin de boire.

La soif se montre vive et intense dans ces deux maladies; mais dans la polydipsie, elle demande peut-être une plus grande quantité de liquide pour être satisfaite. La soif augmente pendant plusieurs années si elle a pris naissance dès l'enfance; plus tard elle persiste, le plus souvent sans présenter de changement notable. Dans le diabète sucré, la soif acquiert bientôt son plus haut degré de développement, diminue après un temps variable, soit que la maladie s'arrête ou semble marcher vers la guérison (ce qui est extrêmement rare), soit qu'elle tende plus ou moins rapidement à une terminaison funeste.

---

(1) A cette occasion, je rappellerai que M. Rayer a remarqué que non-seulement la phthisie était la terminaison naturelle du diabète, mais que la marche de la phthisie était très-rapide chez les diabétiques. Il a remarqué, en outre, que la quantité du sucre diminuait considérablement dans l'urine, lorsque les symptômes de la phthisie se prononçaient fortement. J'ai pu voir moi-même, cette année combien cette remarque était fondée chez quatre diabétiques, dans les salles où je faisais mon service.

La quantité d'urine est considérable dans les deux cas. Dans le diabète sucré, elle dépasse ordinairement la quantité des liquides ingérés; dans la polydipsie, elle est généralement en rapport avec la quantité des boissons.

Dans le diabète sucré, l'urine donne pour pesanteur à l'aréomètre de Baumé, de 4,0 (= 1029,333) à 6,0 (= 1044,000, et même plus; dans la polydipsie, de 0,0 (= 1000,000) à 1,0 (= 1007,333) : la densité est donc en sens opposé dans ces deux maladies. J'ai pu constater chaque jour cette différence dans la pesanteur spécifique des urines chez quatre malades, qui se trouvaient en même dans le service de M. Rayer, dont deux étaient atteints de diabète sucré, et deux de polydipsie. Les urines étaient limpides, sans dépôt dans les deux cas, mais la couleur était différente; elles étaient d'un jaune pâle, ou d'un jaune doré dans le diabète; dans la polydipsie, au contraire, elles étaient le plus souvent aqueuses, décolorées comme de l'eau, surtout dans l'émission qui avait lieu le matin. Les urines diabétiques rougissent sensiblement le papier bleu de tournesol, tandis que celles de la polydipsie ne lui font éprouver presque aucun changement, ou le rougissent très-légèrement.

Dans un mémoire sur l'emploi des caractères optiques comme diagnostic immédiat du diabète sucré (1), M. Biot, auquel les sciences physiques sont redevables d'un grand nombre de découvertes et de recherches importantes, a donné un moyen précieux de découvrir, non-seulement la présence, mais encore la proportion du sucre dans l'urine. Ce moyen est fondé sur l'observation du pouvoir rotatoire que possède l'urine dans le diabète sucré. Ce pouvoir de rotation, dirigé vers la droite de l'observateur, est aperçu immédiatement à l'œil nu, à travers un tube qui contient l'urine, et dont on peut augmenter la longueur pour accroître la précision de ce caractère, sans autre limite que l'opacité résultante

(1) Voyez *Comptes rendus des séances de l'Académie des sciences*, décembre 1840.

de l'épaisseur du liquide observé; le peu d'opacité des urines diabétiques laisse parfaitement voir les couleurs que la dispersion des plans de polarisation développe. L'opposition instantanée des teintes bleue, puis rouge jaunâtre, que présente l'image extraordinaire avant et après le point de passage auquel la déviation se mesure, offre un caractère d'une grande précision, que l'on saisit avec facilité. J'ai remis à M. Biot un échantillon d'urine diabétique très-chargée de sucre, recueillie chez un malade de la Charité (cette urine pesait à l'aréomètre 6,0 (=1044,000). L'observation de l'action rotatoire de cette urine placée dans un tube de 347 , 6 de longueur, donna pour déviation, toujours vers la droite, 18° 5 : M. Biot estime que cette urine devait contenir de 110 à 120 grammes de sucre par litre. L'urine que m'avait fournie en même temps un autre malade de l'hôpital, qui était atteint de polydipsie (cette urine donnait 0,0 (1000,000) à l'aréomètre), ne présenta, au contraire, aucune trace de pouvoir rotatoire appréciable : M. Biot voulut bien me faire observer ces résultats. M. le docteur Donné, dont le zèle pour les recherches physiques et microscopiques appliquées à la médecine est bien connu, a depuis répété les expériences de M. Biot sur des urines diabétiques que je lui avais remises.

L'analyse chimique complète les phénomènes qui différencient le diabète sucré de la polydipsie. Dans le premier cas, l'urine contient du sucre, et éprouve au bout de quelques jours la fermentation alcoolique; dans la polydipsie, l'urine est de l'eau, avec des traces d'urée et de sels.

M. Quevenne, pharmacien en chef de la Charité, ayant analysé les urines du jeune homme qui fait le sujet de l'observation II, a obtenu les résultats suivants :

« La totalité de l'urine rendue par ce malade dans l'espace de vingt-quatre heures (de midi 17 à midi 18 avril), est de 4 kilog. 602 gram. Cette urine est très-peu colorée, d'une odeur très-désagréable, sans action sur le papier bleu de tournesol, ou rougi par un acide; sa densité à la température de 15° centig., est de 1002 et demi. »

Cette urine ne se trouble ni par l'action de la chaleur, ni par l'acide nitrique, ni par la teinture de noix de galle ; le bichlorure de mercure y forme un léger précipité blanc.

Sels fixes. — 100 grammes évaporés au bain-marie laissent pour résidu une couche rousse formée d'un mélange de matières salines et extractives, pesant 0,62. Ce résidu, brûlé avec de l'acide nitrique, de manière à détruire toutes les matières organiques et volatiles, a laissé 0,25 de sels fixes, consistant en chlorure, sulfate et phosphate alcalins, phosphate de chaux et de magnésie.

100 autres grammes de la même urine sont également évaporés au bain-marie. Quand le liquide est réduit à environ 2 grammes, on y mêle de l'alcool à 40°, qui détermine la formation d'un précipité floconneux, gris, que l'on sépare par filtration, et que l'on met de côté après l'avoir lavé.

Nitrate d'urée. — Le liquide alcoolique filtré est évaporé en consistance sirupeuse, et additionné peu à peu, quand il est froid, de deux volumes d'acide nitrique, qui le fait prendre en une bouillie cristalline rousse, que l'on comprime et que l'on sèche parfaitement dans du papier : c'est du nitrate d'urée très-sec ; il pèse 0,42.

Acide urique. — La partie floconneuse grise, précipitée par l'alcool à 40°, et retenue sur le filtre, se présente, lorsqu'elle est séchée, en fragments gris, durs, pesant 0,13. Cette matière est mise en contact avec de l'acide chlorhydrique affaibli, qui la dissout presque complétement, et ne laisse inattaqués que quelques légers flocons gris, qui se rassemblent au fond du vase par le repos. Ce dépôt, vu au microscope, se montre composé de lamelles jaunâtres, très-irrégulières, qui semblent de nature organique, et de cristaux mal formés, paraissant être de l'acide urique. Séché sur du papier, son poids est d'environ 0,002 ; chauffé avec un peu d'acide nitrique étendu, évaporé à siccité, et renversé sur de l'ammoniaque, il produit une belle couleur pourpre, indice évident de la présence de l'acide urique.

En récapitulant les chiffres obtenus, et les disposant de manière à pouvoir les comparer au travail de M. Le Canu (*Journal de Pharmacie*, novembre et décembre 1839), l'on a les résultats suivants :

	p. 100 d'urine.	p. 500 d'urine.	p. la totalité des urines en 24 heures.	
Nitrate d'urée	0,42	2,10	19,32	(conten. 10,15 d'urée.)
Acide urique	0,002	0,01	0,09	
Sels fixes	0,25	1,05	11,50	

En rapprochant maintenant ces chiffres de ceux consignés dans le travail que je viens de citer (partie du tableau renfermant les analyses des urines d'un jeune homme de vingt ans en bonne santé), on remarque les différences suivantes:

L'urée contenue dans l'urine recueillie pendant vingt-quatre heures est des deux cinquièmes de la quantité qui s'y trouve en état de bonne santé; l'acide urique n'est que d'un dixième; et enfin les sels fixes s'y trouvent en proportion seulement moitié moindre, ces résultats comparatifs étant exprimés en nombre ronds et sensiblement exacts.

Enfin, si l'on porte son attention sur le degré de concentration de l'urine, on voit par la première et la deuxième colonne de chiffres que, conformément à la donnée fournie par l'aréomètre, elle est extrêmement peu concentrée.

Nous avons vu aussi qu'elle avait fourni, par évaporation seulement, 0.62 pour 100 de matières fixes, tandis que de l'urine d'adulte, analysée par Berzelius, lui a donné 6,70 pour 100, c'est-à-dire sensiblement onze fois plus. Si, pour fixer les idées relativement au degré de concentration, on prend pour point de comparaison la moyenne des douze analyses faites par M. Le Canu, et citée précédemment, on trouve que, pour 500 d'urine, la quantité d'acide urique a été de $^1/_{53}$, le nitrate d'urée de $^1/_{12}$, et les sels fixes de $^1/_7$.

En résumé, l'urine de ce malade me semble devoir être envisagée sous deux points de vue différents, eu égard à son degré de concentration, et à la quantité rendue en vingt-quatre heures :

1° Elle est tellement étendue, qu'on doit se la représenter par de l'eau ne contenant véritablement que des traces de sels et de matières organiques, dont la nature m'a d'ailleurs paru la même que dans les urines ordinaires. La quantité de matières extractives et salines fournie par 100 d'urine, est environ onze fois moindre que dans l'état normal.

2° Relativement à la quantité absolue et à la proportion des sels excrétés par ce malade pendant l'espace de vingt-quatre heures, le travail de M. Le Canu nous fournit à ce sujet un point de comparaison, et nous permet de dire que

L'urée a été de	$^2/_5$	environ de ce qu'ils eussent été dans l'état normal.
L'acide urique de	$^1/_{10}$	
Les sels fixes de	$^1/_2$	

la totalité de l'urine rendue par ce malade en vingt-quatre heures était sensiblement quatre fois plus considérable que dans l'état normal.

Si la polydipsie peut être facilement distinguée du diabète sucré, on est, au contraire, d'autant plus exposé à la confondre avec le diabète *aqueux*(1) (diabète insipide de la plupart des auteurs), que les propriétés physiques et chimiques de l'urine paraissent être les mêmes dans les deux cas. Les principales différences entre ces deux affections sont les

(1) L'expression de diabète *aqueux* doit être désormais substituée à celle de diabète *insipide*. En effet, M. Rayer a constaté, et je l'ai observé moi-même chez deux malades de son service, que le sucre *sucré* du diabète pouvait être transformé en sucre *insipide*, sous l'influence de certaines circonstances, et notamment sous celle du traitement de M. Bouchardat, à l'aide duquel M. Rayer n'a pu encore obtenir une seule guérison. Il est bon d'être prévenu que l'insipidité de l'urine pourrait être une source d'erreur pour le malade et le médecin.

Les diabètes *insipides* contenant du sucre non sucré ne doivent pas être confondus avec les diabètes *insipides* sans sucre.

suivantes : la polydipsie peut persister de longues années sans altérer la constitution ; le diabète aqueux amène, au contraire, un dépérissement grave et progressif, et, suivant quelques auteurs, il pourrait se transformer en diabète sucré. Au reste, cette espèce de diabète *aqueux*, plus fréquente chez les enfants que chez les adultes, est peu connue, et réclame de nouvelles recherches.

§ VI. *Traitement.* — Le traitement de la polydipsie est encore fort incertain. Les anciens observateurs ont essayé un grand nombre de moyens, dont l'efficacité est loin d'être prouvée, et ils conviennent souvent que la maladie a résisté à tous les traitements mis en usage.

Lazare Rivière dit avoir obtenu de bons résultats de l'administration du *sel de prunelle*, de l'*esprit de vitriol* et des minoratifs. Thomas Bartholin (*loc. cit.*) et Desgranges (*loc. cit.*) ont employé l'eau et le lait chalibés. Ce dernier a donné, à fortes doses, le kermès minéral délayé dans des loochs blancs et des potions pectorales, et il dit avoir obtenu par ce moyen, en provoquant une transpiration abondante, une amélioration notable, mais de peu de durée.

Sumeire (*ancien Journal de médecine*, 1784) a guéri un homme qui buvait vingt pintes de liquide par jour, en administrant l'émétique en lavage. Ce cas de guérison est loin d'offrir les détails désirables.

Sydenham (*loc. cit.*) conseille les toniques, les astringents, les amers.

J. Frank (*loc. cit.*) dit avoir employé avec quelque succès le cuivre ammoniacal, les frictions mercurielles, le vin de Malaga, l'opium, la belladone, la décoction de quinquina, la teinture de cantharides, etc.

Marchal (*loc. cit.*) propose d'avoir recours aux émissions sanguines, au petit-lait, aux émulsions, aux toniques, et même aux purgatifs drastiques.

Bostock (*loc. cit.*) conseille les préparations martiales et les bains chauds ; il regarde le régime animal comme inutile.

Jarrold (*loc. cit.*) a employé la noix de galle et l'eau de chaux ; Muhrbeck (*loc. cit.*), les antispasmodiques, la valériane, le camphre, le castoreum, l'assa fœtida, le quinquina. Le docteur Graves met en usage le même traitement que dans le cas de diabète sucré; il donne la poudre de Dower à la dose de 30 à 40 grains, jusqu'à 60 et même 150 grains par jour, une infusion de quassia, des boissons acidulées, un régime animal, des bains chauds; il regarde l'opium comme nuisible.

On a aussi proposé contre la polydipsie les antiphlogistiques, les émissions sanguines, les boissons acides végétales, les pédiluves sinapisés, les bains tièdes ou froids, la diète lactée, l'eau à la glace, la privation forcée de boisson, etc. (*Dictionn. de méd. et de chir. prat.*, art. POLYDIPSIE, p. 442). Le docteur Willis (*loc. cit.*) veut qu'on provoque la transpiration par des bains chauds, des frictions; il conseille les toniques et les anodins, l'opium, les doux laxatifs, les infusions de gentiane, de quassia.

Un de nos malades a été traité par le régime animal, l'eau de chaux, les potions laudanisées, les pastilles ferrugineuses, sans aucun avantage. L'opium et le fer ont été également donnés sans succès chez un autre malade. M. Rayer a employé chez le jeune Gury l'opium, la valériane, le quinquina, le tannin: l'administration soutenue de la valériane a amené une diminution notable, mais passagère de la soif, sans modification dans la qualité des urines. M. le professeur Cruveilhier a traité la petite malade de la Salpêtrière par des préparations ferrugineuses, des tisanes amères, et des bains sulfureux et aromatiques. M. le docteur Natalis Guillot est parvenu à diminuer la soif chez un jeune malade de l'Hôtel-Dieu, en employant la décoction de quinquina, les préparations ferrugineuses, le vin de Bagnols et le tannin. M. Michon, chirurgien de l'hôpital Cochin, est arrivé à un résultat analogue, en administrant à une dame atteinte de polydipsie de la valériane et des préparations ferrugineuses, après avoir mis en usage de la glace prise à l'intérieur, et placée sous forme topique à l'épigastre.

En résumé, dans tous les cas que je rapporte, je trouve quelques cas de soulagement, mais pas un exemple authentique de guérison soutenue et durable. Deux malades traités par J. Frank et par Desgranges ont été cités comme guéris; mais ces deux cas ne me paraissent pas très-concluants. Toute fois, presque tous les auteurs s'accordent sur l'opportunité de l'administration des toniques et des astringents; c'est dans ces deux classes de médicaments qu'on trouvera probablement le remède de la polydipsie.

OBSERVATIONS

POUR SERVIR A L'HISTOIRE DE LA POLYDIPSIE.

1re OBSERVATION.

Femme âgée de trente-trois ans, atteinte de polydipsie depuis quatre ans, à la suite d'une émotion vive; diminution de la soif lors de l'apparition d'une autre maladie; urines dont la pesanteur spécifique est presque aussi faible que celle de l'eau; appétit moins développé que dans l'état naturel; persistance de la maladie.

Renard (Louise-Félicité), âgée de trente trois ans, cotonnière, d'une taille moyenne, cheveux châtains, d'un tempérament lymphatique, ayant peu d'embonpoint, est entrée à l'hôpital de la Charité, dans le service de M. Rayer, le 21 février 1840.

Cette femme a été vaccinée; elle est habituellement bien réglée; mariée depuis six ans, elle n'a pas eu d'enfant. En 1832, elle a été atteinte d'une maladie grave avec délire, perte de connaissance pendant plusieurs jours; quelques mois après elle était parfaitement rétablie.

Il y a quatre ans (elle était alors marchande des quatre saisons), elle se portait bien, lorsqu'on vint lui dire, à tort, que son mari était mort en travaillant sur les ports. Un instant après, mais surtout dans la nuit suivante, sans avoir eu de convulsions, sans avoir perdu connaissance, elle éprouva *une soif vive*, accompagnée de céphalalgie, de chaleur générale. Elle dit avoir bu un seau d'eau dans cette nuit pendant laquelle elle rendit une quantité considérable d'urine. Le lendemain elle put vaquer à ses occupations ordinaires; mais elle avait perdu l'appétit, la soif avait augmenté; trois seaux d'eau furent nécessaires pour la satisfaire. Les jours suivants, *ce besoin inextinguible des boissons* persista, avec sensation de chaleur, de sécheresse dans la bouche, et besoin fréquent d'uriner. Trois semaines après, sans éprouver aucune douleur, ayant un appétit médiocre, *mais tourmentée par la soif*, elle alla consulter un médecin, qui, considérant la maladie comme un cas de diabète, conseilla une saignée, du lard frais pour nourriture, et des pilules dont elle ignore la composition; plus tard on lui fit prendre trois bouteilles d'eau de chaux. Ce traitement ne produisit aucun résultat avantageux; la maladie persista avec les mêmes symptômes; soif vive, urines abondantes, appétit médiocre, sans fièvre. La soif était plus intense dans l'hiver que dans l'été, et moins vive quand la malade prenait pour boisson de l'eau vineuse ou de l'eau aiguisée d'une petite quantité de vinaigre. Cette femme se nourrit de préférence de légumes, de pommes de terre, de fruits, et de salade.

Il y a un mois qu'après avoir eu ses règles pendant trois jours, elle a été prise, sans cause appréciable, de violentes douleurs dans la région lombaire, avec perte de l'appétit, fièvre, vomissements fréquents de bile et d'aliments. Depuis cette époque la soif a été presque nulle; l'émission des urines a été peu abondante et accompagnée, dit-elle, d'un dépôt au fond du vase: il n'y a pas eu de dévoiement, pas de sueurs, pas de céphalalgie; la malade a éprouvé constamment des frissons, de l'insomnie.

Le jour de son entrée dans le service de M. Rayer, cette femme nous dit que les douleurs de la région lombaire s'étaient calmées depuis deux jours après un bain tiède; mais elle éprouvait encore des vomissements fréquents, accompagnés de douleurs à l'épigastre, légèrement augmentées par la pression, sans tension de l'abdomen; anorexie; la face est pâle, un peu grippée, avec une teinte et un aspect légèrement livides; la langue humide, couverte d'un léger enduit blanc jaunâtre, est un peu rouge à la pointe. La respiration est courte, accélérée; sonorité naturelle de la poitrine à la percussion; à l'auscultation, aucun bruit anormal. Le pouls est très-petit, fréquent; la peau est sèche, froide; la malade se plaint d'avoir froid; la soif est peu marquée; les urines sont peu abondantes, colorées, légèrement acides; elles ne donnent aucun précipité par l'acide nitrique et la chaleur; au moment de l'émission, elles pèsent à l'aréomètre de Baumé 0,2 (=1001, 466) (eau de gomme, potion gommeuse, bouillon et soupe).

Le 25, cette malade se trouve mieux; les vomissements ont cessé; le pouls est moins fréquent, petit; la langue est couverte d'un enduit blanc, un peu sèche, pâteuse; insomnie. La soif est vive; la malade a bu hier cinq litres de tisane; l'émission des urines est fréquente, et en rapport avec la quantité des boissons; l'urine est neutre, limpide, transparente, à peine colorée; elle pèse à l'aréotre 0,2 (= 1001, 466).

Le 26, les vomissements n'ont pas reparu; le pouls reste fréquent, peu développé; insomnie, constipation, soif très-intense; la malade a bu treize litres de tisane; peu d'appétit; l'urine est neutre, limpide, sans odeur marquée; elle pèse 0,5 (=1003, 666).

Le 28, même état; la malade a bu quinze litres, elle a rempli un seau d'urine depuis hier à deux heures après midi; l'urine est neutre, limpide, aqueuse, très-peu odorante (limonade vineuse).

Le 29, même quantité d'urine que la veille; la malade a gardé ses urines depuis hier dix heures du matin; elles présentent les mêmes caractères que celles d'hier, sauf la pesanteur spécifique, qui est un peu plus faible de 0,2 (=1001, 466). Cette femme a bu neuf litres de tisane et sa portion de vin étendue d'eau; pas d'appétit; aucune douleur; le pouls est petit et fréquent; frissons et sensation de faiblesse vers l'estomac quand la soif n'est pas satisfaite.

Le 2 mars, la soif a diminué. La malade a bu sept litres y compris le vin; la quantité d'urine est en rapport avec celle des boissons; l'urine donne à l'aréomètre 0,5 (=1003, 666); le pouls est sans fréquence, peu développé.

Le 5, même état; l'urine est alcaline; elle pèse 0,8 (=1005, 866).

Le 7, la malade a bu cinq litres de tisane et sa portion de vin étendue d'eau; l'urine ne présente aucun changement; la peau est chaude; le pouls est fréquent, faible; aucune rougeur de la langue et du pharynx; pas de céphalalgie; insomnie; peu d'appétit.

La malade sort de l'hôpital, l'exagération de la soif persistant. La soif avait diminué pendant quelques jours sous l'influence de l'extrait gommeux d'opium.

Chez cette femme, la polydipsie paraît devoir être attribuée à une émotion vive. C'est le seul exemple d'une cause semblable, à moins qu'on ne veuille y joindre le fait, rapporté par Tenon (*loc. cit.*), d'un avocat atteint de polydipsie depuis trois mois, à la suite d'une chute dans un ruisseau, pendant qu'il était à la chasse.

Cette malade nous a présenté tous les phénomènes de la polydipsie : soif intense, diminuant lorsque la malade prend une boisson acidulée ou vineuse, et disparaissant entièrement pour quelque temps sous l'influence d'une autre maladie. En outre, appétit moindre que dans l'état naturel; choix des aliments parmi les substances végétales; sensibilité très-manifeste au froid; pouls généralement petit, sans fréquence; urines abondantes, limpides, transparentes, incolores, le plus souvent neutres ou légèrement acides, d'une pesanteur spécifique peu différente de celle de l'eau, enfin conservation d'un état de santé assez satisfaisant.

IIe OBSERVATION.

Malade âgé de vingt ans, lymphatique et nerveux, atteint de polydipsie depuis l'âge de dix ans; diminution de la soif par des affections intercurrentes; appétit peu développé; urines d'une pesanteur spécifique presque aussi faible que celle de l'eau; divers remèdes; persistance de la polydipsie.

Kahn (Moïse), âgé de vingt ans, tailleur, né dans le département du Bas-Rhin, est entré à l'hôpital de la Charité, dans le service de M. Rayer, le 10 février 1840.

Ce jeune homme, d'une petite taille, d'un tempérament éminemment lymphatique, a la peau fine, le visage coloré, les cheveux noirs, sans offrir aucune trace de barbe. Il se plaint de céphalalgie et de dévoiement depuis plusieurs jours : depuis deux ans qu'il habite Paris, il a souvent manqué de travail et de la nourriture nécessaire; cependant, quoique maigre, il ne présente nullement les apparences d'une santé détériorée.

Ce malade s'est bien porté jusqu'à l'âge de dix ans, n'ayant qu'une soif ordinaire; à cette époque, sans cause connue, étant à l'école, *un besoin sans cesse renaissant de prendre des boissons* s'est manifesté; il demandait très-souvent à sortir pour boire ou pour uriner, ce qui lui attirait des punitions de la part du maître d'école. La nuit il se levait souvent pour uriner; sa soif a été généralement plus vive pendant l'été que pendant l'hiver; dans cette dernière saison, il a souvent pris de la neige et de la glace pour se désaltérer. Son appétit était ordinaire. A l'âge de treize ans, il partit pour Strasbourg, où il commença à exercer l'état de garçon tailleur; *la soif et le besoin d'uriner restèrent les mêmes;* dans la journée, il buvait deux litres d'eau environ, et le soir il achetait un litre de bière qu'il avalait avant de se coucher ou pendant la nuit. Un de ses patrons l'a renvoyé, lui reprochant, disait-il, de passer son temps à uriner. Il y avait deux ans qu'il était à Strasbourg, quand après s'être baigné, étant en sueur, il a été pris d'une maladie grave, avec délire, fièvre, grande difficulté dans les mouvements : il a été huit mois à se rétablir. *Pendant sa maladie, la soif avait beaucoup diminué*, mais bientôt après, elle a reparu comme auparavant. Depuis qu'il est à Paris, il a continué à boire de deux à trois bouteilles d'eau mêlée quelquefois à une petite quantité de vin, d'eau-de-vie ou de vinaigre, boissons qui diminuaient son désir de boire. Il dit avoir été souvent incommodé par le sang; à Strasbourg, on lui a mis plusieurs fois des ventouses; depuis qu'il est à Paris, il a été saigné deux fois, après avoir éprouvé de la céphalalgie, des épistaxis et des hémoptysies.

Quand on l'a conduit à l'hôpital, il gardait le lit depuis dix jours; ne pouvant pas marcher, parlant difficilement, éprouvant de la céphalalgie, une soif vive, un besoin fréquent d'uriner : le pouls était petit, serré, avec de la fréquence; la respiration courte, accélérée.

Le 22 février. Il y a eu ce matin une hémoptysie peu abondante, avec céphalalgie, respiration fréquente, courte; l'expansion pulmonaire est peu développée, surtout vers le sommet des poumons, mais sans bronchophonie; il n'y a pas de matité à la percussion; le pouls est lent, sans force; la langue est naturelle; la soif est vive; Kahn a bu trois litres et demi de tisane en vingt-quatre heures; peu d'appétit, pas de tuméfaction, ni d'œdème des extrémités; les pupilles sont dilatées, la vision est parfois troublée. Kahn voit des brouillards; il a uriné deux litres et demi en vingt-quatre heures; l'urine est limpide, transparente, peu colorée, légèrement acide, ne donne aucun précipité quand on la traite par l'acide nitrique ou par la chaleur; sa pesanteur spécifique, au moment de l'émission, est de 0,8 (=1005,866).

Le 24, le malade n'a pas de fièvre, la respiration reste accélérée; l'urine est limpide, peu colorée, neutre. Kahn a rempli deux bocaux d'un litre chacun : l'urine contenue dans le premier, de la journée et de la soirée, pèse 1,0 (=1007,333); l'urine contenue dans le second bocal, de la nuit et du matin, pèse 0,6 (=1004,400).

Le 26. Ce matin le malade nous présente un *état nerveux* particulier, insomnie, céphalalgie, facies notablement injecté; dilatation des pupilles, vision très-imparfaite (Kahn peut à peine lire); agitation dans son lit, avec grande faiblesse; on entend facilement la respiration dans toute l'étendue de la poitrine; pas de toux : la respiration est courte, très-accélérée, 72 respirations par minute, et 65 pulsations seulement; aucun bruit anormal du côté du cœur, dont l'impulsion est forte.

Le 28, la respiration est moins fréquente; la céphalalgie a diminué; peu d'appétit. Kahn a bu trois litres de tisane; il a uriné deux litres et demi; son urine est plus colorée : elle pèse 1,0 (=1007,333).

Le 29, la respiration est encore fréquente, sans accélération du pouls; la soif est moins vive; le malade a bu hier deux litres, il a rendu un litre et demi d'urine plus colorée, pesant 1,1 (=1008,800).

Le 2 mars, la quantité de l'urine n'a pas augmenté; la soif est peu marquée; l'urine, notablement colorée en jaune, s'est troublée par le refroidissement; elle est alors alcaline avec un dépôt considérable de sels au fond du vase; elle ne donne aucun précipité par la chaleur ni par l'acide nitrique; celle du fond du vase, chauffée avec ou sans acide nitrique, devient limpide et transparente.

Le 3, ce malade a bu deux pots de tisane; il a rendu un litre d'urine colorée, qui se trouble par le refroidissement, pesant 2,5 (=1018,333); la peau est sèche, brûlante; le pouls fréquent, développé; il y a de la céphalalgie, de l'anorexie. On aperçoit sur diverses parties du corps, principalement à la face et à la poitrine, quelques pustules de varioloïde à la première période.

Le 4, les pustules de varioloïde sont plus apparentes, plus larges; on vaccine le malade au moyen de trois piqûres faites à chaque bras; il a rendu près d'un litre d'urine, colorée, acide, pesant 2,2 (=1016,133).

Le 5, la suppuration commence à se montrer dans les pustules varioleuses; la fièvre est presque nulle; la soif peu marquée. Kahn a bu un pot et demi de tisane; il a rendu moins d'un litre d'urine colorée, acide, sans dépôt, ne donnant lieu à aucun précipité quand on la traite par l'acide nitrique et la chaleur, et pesant 2,2.

Le 7, la soif est plus vive, Kahn a bu trois litres de tisane; il a rendu un litre et demi d'urine colorée, acide, ayant une odeur notablement ammonicale, pesant 1,5 (=1011,000). Les pustules varioliques commencent à se dessécher dans quelques points. La vaccination n'a donné aucun résultat, les piqûres sont cicatrisées.

Le 9, ce malade a bu deur litres de tisane, et il a rendu à peu près la même quantité d'urine, d'un jaune pâle, légèrement acide; celle du matin pèse 1,3; celle d'hier et d'une partie de la nuit 1,8. Appétit, pas de fièvre, respiration normale.

Le 16, Kahn a bu trois litres et demi; il a rendu trois litres d'urine, acide, pesant 1,0. Bon appétit; la demi-portion d'aliments.

Le 20, ce malade a bu quatre litres et demi de tisane; il a rendu, à peu de chose près, la même quantité d'urine, dont la pesanteur spécifique est de 1,0.

Le 23, cinq litres et demi de tisane; quatre litres d'urine: l'urine qui a été rendue ce matin est transparente; elle n'a qu'une très-faible odeur; elle est très-aqueuse, très-légèrement acide, et pèse seulement 0,1 (=1000,733).

Le 26, l'appétit diminue, la soif augmente; la langue, légèrement colorée en brun à son centre est humide; céphalalgie, insomnie avec légère sensibilité à l'épigastre: le malade se plaint d'avoir froid, surtout quand la soif se fait sentir; le pouls donne 64 pulsations par minute, et, chose remarquable, il y a 45 respirations dans le même espace de temps; selle naturelle tous les jours. Kahn a bu quatre litres de tisane, et il a rendu quatre litres et demi d'urine légèrement acide, aqueuse, incolore, transparente, pesant de 1,0 à 0,2.

Le 14 avril, la soif persiste à un degré variable, mais elle est toujours plus développée que dans l'état sain. Depuis vingt-quatre heures, Kahn a bu sept litres de tisane, et il a rendu près de sept litres d'urine, dont les trois premiers bocaux sont assez colorés, sans dépôt; les autres sont limpides, transparents, incolores; dans les premiers, l'urine est légèrement acide, dans les derniers, elle est neutre. La pesanteur spécifique va successivement en diminuant, du premier bocal, dans lequel elle est de 0,8, jusqu'au dernier, où elle est de 0,1. Depuis hier, Kahn a été huit fois à la garde-robe; l'appétit est peu prononcé.

Ce malade sort le 28 avril: le dévoiement a cessé; la soif est la même; elle n'a pas éprouvé de changement par l'administration de dix centigrammes d'extrait d'opium pendant plusieurs jours.

Chez ce jeune homme, on voit tous les phénomènes qui caractérisent la polydipsie: tempérament lymphatique et nerveux; *soif excessive,* habituelle depuis dix ans; diminution de la soif et de la sécrétion de l'urine pendant l'éruption varioleuse; émission abondante d'urines limpides, aqueuses, ayant à peine l'odeur urineuse, neutres ou à peine acides, n'ayant qu'une pesanteur spécifique égale ou peu supérieure à celle de l'eau: état normal ou souvent moindre de l'appétit, qui est au contraire exagéré comme la soif dans le diabète sucré; santé générale assez satisfaisante, au moins comparativement à l'amaigrissement progressif qu'on observe dans le cas de diabète sucré. La peau était douce, sans sécheresse, quelquefois légèrement humide, parfois même en transpiration abondante. Cette circonstance peut faire penser, contradictoirement à l'opinion de Desgranges et de Vauquelin, que le rétablissement de la transpiration (souvent nulle dans cette maladie) n'est pas un résultat sur lequel on doive fonder de grandes espérances.

On a vu se produire, dans ce cas, un fait généralement noté dans les observations de polydipsie : je veux parler du changement remarquable qui survient dans l'intensité de la soif et la quantité des urines, lorsqu'il se déclare une maladie aiguë chez un individu atteint de polydipsie. En effet, chez ce malade, on voit déjà, dans la période d'incubation de la varioloïde, la soif et la quantité des urines diminuer; dans la période de la suppuration, ces deux phénomènes se trouvent presque au-dessous de l'état normal, et ils se présentent de nouveau dans leur première intensité après la terminaison de l'éruption. Pendant la varioloïde, les urines sont peu abondantes, acides, colorées, opaques, et offrent à peu près la pesanteur spécifique normale des urines; puis, après la convalescence, elles reprennent leur état habituel; elles redeviennent limpides, peu ou point colorées, neutres ou légèrement acides, d'une pesanteur spécifique différant peu de celle de l'eau. Du reste, leur apparence varie un peu dans les diverses émissions; celles qui sont rendues dans l'après-midi et dans la première partie de la nuit, sont plus colorées, légèrement acides, et sont plus pesantes que celles qui sont rendues le matin : celles-ci sont sans couleur, limpides, d'une transparence parfaite, souvent neutres, donnant de 0,1 à 1,5 à l'aréomètre.

Ce malade a présenté en outre un état nerveux particulier, accompagné d'accès hystériformes. Sous ce point de vue, on pourrait le comparer à la femme dont parle Desgranges. Les désirs vénériens sont assez vifs ; ce jeune homme, quoique sans barbe, offre un développement très-marqué des organes extérieurs de la génération.

IIIe OBSERVATION.

Polydipsie existant depuis quatre ans chez un jeune garçon de quatorze ans, sans altération notable de la santé; urines abondantes, limpides, d'une pesanteur spécifique égale à celle de l'eau; diminution passagère de la soif.

Gury (François), âgé de quatorze ans, cloutier, est entré à l'hôpital de la Charité le 25 septembre 1840.

Ce jeune garçon, né dans les Vosges, blond, d'une constitution peu forte, ayant peu d'embonpoint, mais habituellement bien portant, exerce son état depuis huit mois environ : il n'a pas été vacciné, et il a été atteint de la variole vers l'âge de deux ans; il a son père et sa mère ainsi qu'une sœur qui se portent bien.

Il y a quatre ans, pendant le mois de janvier, étant en sueur, après avoir joué pendant longtemps avec ses camarades, il but abondamment de l'eau froide à une fontaine : telle est, d'après lui, la cause de sa maladie. Les jours suivants il fut en proie à *une soif intense;* l'émission des urines devint fréquente et abondante; il était souvent forcé d'abandonner sa classe pour aller boire et uriner. Bientôt il vit son embonpoint diminuer, son appétit décroître et ses forces perdre leur énergie. Il affirme ne s'être jamais livré à l'onanisme; du reste, ses organes génitaux sont très-peu développés. Les variations de température n'ont pas paru modifier cette soif excessive, qui a conservé la même intensité pendant l'été et l'hiver. Ce malade n'a point changé son genre d'alimentation, qui a été tirée indifféremment du règne végétal ou animal. Cependant je dois ajouter que, pendant son séjour à l'hôpital, je l'ai trouvé, presque toujours à l'heure des repas, mangeant son pain trempé dans un mélange d'eau et de vin contenu dans un pot à tisane. Quelque temps après l'apparition de cette soif insatiable, il a pris pendant plusieurs mois, sans aucun succès, un macéré d'écorce de chêne dans du vin rouge. Il y a quinze mois, il entra à l'Hôtel-Dieu, où il fut traité pendant deux mois comme diabétique, par des pilules de cantharides, des bains de vapeur, un régime gras, des viandes rôties, et du vin : il mangeait la demi-portion d'aliments. Sous l'influence de ce traitement, la quantité des urines, qui était de dix-huit litres lors de son entrée à cet hôpital, ne fut plus que de dix litres; la soif diminua dans la même proportion. Les urines, analysées alors par M. Bouchardat, ne présentèrent aucune trace de sucre.

En sortant de l'Hôtel-Dieu, ce malade retourna dans son pays, où bientôt la soif et les urines se montrèrent les mêmes qu'auparavant. Enfin, il est revenu à Paris, pour entrer dans le service de M. Rayer.

La santé générale de ce garçon est bonne; la respiration et la circulation sont à l'état normal; l'appétit est ordinaire; les digestions se font bien; les selles sont naturelles; la peau est sèche et présente généralement une température fraîche au toucher; il y a parfois coloration légèrement violacée des lèvres, du nez et des pommettes. *La soif est vive et impérieuse;* ce petit malade boit de quatorze à quinze litres en vingt-quatre heures. Il reste rarement une heure sans boire, et à chaque fois il avale souvent un demi-pot de tisane d'un seul trait. Il urine fréquemment dans la journée et pendant la nuit, il se réveille ordinairement quatre à cinq fois pour boire et pour uriner. Il lui arrive souvent pendant le premier sommeil de rendre ses urines dans le lit. La quantité des urines est en rapport avec celle des boissons ingérées; les urines sont aqueuses, limpides, parfaitement transparentes; elles rougissent à peine le papier bleu de tournesol, et pèsent 0,0 (=1000,000) à l'aréomètre de Baumé; elles ne donnent aucun précipité quand on les traite par l'acide nitrique, ou quand on les soumet à l'ébullition. (2 grammes de magnésie en poudre à prendre le matin; la demi-portion d'aliments.)

Le 29 septembre, ce malade a rendu un seau entier d'urine limpide comme de l'eau de roche, sans odeur, très-légèrement acide, pesant, au moment de l'émission, 0,0 (celle de la veille, 0,1 (=1000,733); aucun dépôt au fond des bocaux. (On remplace la magnésie par dix centigr. d'opium en deux pilules à prendre une le matin et l'autre le soir; tisane de houblon.)

M. Quevenne a fait l'analyse des urines, et il n'a trouvé aucune trace de sucre.

Le 4 octobre, on a continué l'opium; le malade se plaint d'être toujours endormi. Il a rendu quinze litres d'urine neutre, transparente, pesant de 0,0 à 0,5; celle qui est rendue à l'instant même, devant nous, donne une pesanteur spécifique au-dessous de 0,0. (75 centigr. de valériane en poudre.)

Le 15, j'ai fait placer près de ce malade un seau contenant douze litres de tisane, qu'il a bue avec deux pots en plus; il a rempli d'urine un deuxième seau qui offre la même capacité que le premier, et deux bocaux qui contiennent deux litres et demi. L'urine conserve les mêmes caractères. (Même prescription.)

Le 2 novembre, la valériane a été continuée; la soif et la quantité des urines ont diminué; le malade n'a rendu que dix litres d'urine, dont les caractères n'offrent du reste aucun changement.

Le 19, même état. La pesanteur spécifique de l'urine est légèrement augmentée; elle est de 0,2 (= 1001,466). (Un gramme de poudre de valériane.)

Le 5 décembre, la soif est moindre; la quantité des urines est réduite à sept litres; elles sont légèrement acides, pèsent 0,5 à l'aréomètre; mais elles restent aqueuses, parfaitement limpides. (25 centigr. de tannin en 5 pilules; tisane de camomille.)

Le 17, l'état d'amélioration persiste chez ce malade; il ne boit plus que cinq à six litres en vingt-quatre heures; il urine moins souvent dans le lit; il se réveille cependant encore trois ou quatre fois dans la nuit pour boire ou pour uriner. Ses urines sont toujours limpides comme de l'eau distillée; elles rougissent à peine le papier bleu de tournesol, mais leur pesanteur spécifique reste la même: elle est de 0,0, à l'aréomètre de Baumé.

Le malade sort.

Cet exemple de polydipsie se rapproche de celui que nous avons observé chez le tailleur Kahn; il nous offre les caractères déjà indiqués dans cette affection. Il faut seulement noter la pesanteur spécifique presque invariable des urines pendant tout le temps que ce malade a été soumis à notre observation, lors même que la soif et la quantité des urines avaient diminué sous l'influence de la valériane et du tannin.

C'est l'urine de ce malade qui a été examinée par M. Biot, comparativement avec celle d'un diabétique qui se trouvait alors dans la même salle, et qui nous a permis de constater, d'une manière non douteuse, les différences physiques que cet illustre professeur a assignées à l'urine dans le diabète sucré et dans la polydipsie.

IVe OBSERVATION.

Polydipsie existant depuis l'enfance, et héréditaire chez plusieurs membres de la même famille; santé habituellement satisfaisante; diminution de la soif à un âge avancé seulement (1).

Constant (Christophe) âgé de cinquante-neuf ans, né à Chatellenaut, près de Dijon, employé depuis trente ans à la manufacture royale de tabac de Grenelle, est d'une taille ordinaire, maigre, mais habituellement bien portant. Ses parents sont morts dans un âge avancé; sa mère, dit-il, était sujette à une soif intense; elle était forcée de boire très-souvent. Il a eu deux frères qui buvaient comme lui, et qui sont morts pendant les guerres de l'Empire. Sa sœur, morte depuis quelques années, buvait également beaucoup depuis son jeune âge. Il affirme qu'un frère de sa mère était aussi atteint d'une soif intense, et que les enfants de celui-ci ont été soumis à la même affection. Constant n'a pas été vacciné; il a eu la variole vers l'âge de cinq ans. Il est

(1) Je dois cette observation à la bienveillance de M. le docteur d'Héré, qui m'a procuré l'occasion de la recueillir.

marié, sans enfants; les désirs et les actes vénériens ont été toujours très-fréquents chez lui.

Dès sa plus tendre enfance, Constant a été en proie à une soif très-prononcée : pendant plusieurs années qu'il a suivi la profession de son père, qui était meunier, il avait l'habitude, en conduisant ses farines, d'attacher au cou de son cheval un petit baril rempli d'eau destinée à satisfaire sa soif pendant la route. Vers l'âge de trente ans, il buvait vingt à vingt-cinq litres en vingt-quatre heures, un litre par heure, dit-il. La nuit, il buvait beaucoup moins. A l'époque où la soif s'est montrée avec le plus d'intensité, il y a quinze ans environ, il a bu vingt-cinq litres le jour, et sept la nuit. Son sommeil a été constamment troublé par le désir de boire et le besoin d'uriner. Il était habituellement réveillé quatre à cinq fois dans la nuit, et alors il rendait une quantité d'urine assez considérable pour qu'il ne lui fût pas permis d'uriner deux fois dans son vase de nuit sans le vider. Pendant le jour, il urinait sept à huit fois dans un grand baquet destiné à cet usage. Ses urines ont toujours été limpides, transparentes, sans odeur, comme de l'eau, dit-il.

L'hiver et l'été n'ont pas paru apporter de modification dans cette soif excessive, qui n'a éprouvé aucune diminution sous l'influence de l'existence d'une blennorrhagie, ni après une chute qui a nécessité le séjour au lit pendant huit jours. Elle a été cependant moins vive quand le malade prenait du vin pur en petite quantité seulement, car les excès dans les repas, l'eau-de-vie, prise même en petite quantité, l'augmentaient notablement. Constant n'a jamais présenté d'exagération du côté de l'appétit; habituellement même il n'a mangé qu'une livre de pain par jour. Il s'est nourri indifféremment d'aliments animaux ou végétaux, mais ayant cependant une préférence marquée pour la salade, au point qu'une partie d'un petit jardin qu'il possédait était consacrée à produire des plantes destinées à ce mode d'assaisonnement. Il n'a fait aucune maladie grave.

En 1835, après avoir bu pendant plusieurs jours une grande quantité de cidre qu'il avait lui-même préparé, Constant a éprouvé du malaise, de l'anorexie; il a eu un dévoiement considérable pendant plusieurs semaines; alors il a vu sa soif diminuer beaucoup, et depuis, elle n'est plus revenue à son état primitif.

Aujourd'hui, cet homme, qui travaille depuis vingt ans dans un atelier à la température de 25° à 30° centigrades, boit encore trois à quatre litres d'eau en vingt-quatre heures. Les urines rendues sont dans la même proportion; il se réveille deux à trois fois dans la nuit pour boire et pour uriner. Quand il se prive de boire, il éprouve un sentiment de faiblesse générale, de chaleur et de sécheresse à la gorge, et de froid dans la région épigastrique. Plusieurs fois, se trouvant dans la campagne, isolé, sans eau, il lui est arrivé de boire ses urines, auxquelles il ne trouvait aucun mauvais goût. Des chagrins violents, éprouvés depuis quelques années, après avoir perdu une petite fortune qu'il avait acquise par un long et pénible travail, n'ont en rien modifié la soif qui le tourmente. Depuis un an environ, Constant a habituellement du dévoiement; il va souvent quatre à cinq fois à la garde-robe dans un jour. Il me remet une bouteille de son urine, qui est aqueuse, transparente, limpide, très-légèrement acide, et qui pèse 1,0 (= 1007,323) à l'aréomètre de Baumé : elle ne produit point de dépôt au fond du vase, et elle ne donne aucun précipité quand on la traite par la chaleur ou par l'acide nitrique.

Cette observation nous offre plusieurs circonstances intéressantes à examiner, et en premier lieu, l'hérédité de la polydipsie dans cette famille. La rareté de ce fait, le seul que je puisse citer, m'a engagé à m'assurer, autant que possible, de son authenticité. Ayant appris qu'un fils du frère de la mère de Constant était établi menuisier à Vitry-sur-Seine, je m'y suis rendu pour l'interroger; et voici les renseignements que M. C... a bien voulu me donner : Son père est mort à un âge avancé, ayant eu depuis son enfance une soif vive qui n'a jamais disparu. Il a laissé en mourant deux fils et deux filles : parmi ses quatre enfants, un fils et une fille ont également été atteints, dès leur bas âge, d'une soif intense; ils buvaient à chaque instant, et

M. C... raconte que, dans la nuit, on plaçait près d'eux une grande cruche pleine d'eau, qui était souvent l'occasion d'une querelle entre les deux polydipsiques, soit qu'ils voulussent boire en même temps, soit que l'un se plaignît de la trop grande voracité de l'autre. Ils sont morts tous deux, l'un atteint du choléra en 1832, la fille, à la suite d'une phthisie pulmonaire. M. C..., et une sœur qui habite avec lui, n'ont jamais éprouvé de soif exagérée.

L'observation de Constant est encore remarquable par la persistance de la soif depuis son bas âge, circonstance qui permet de rapprocher ce cas de celui recueilli par M. le docteur Boissat, et du fait rapporté dans les *Ephémérides des curieux de la nature*. Il faut noter aussi le séjour habituel du malade dans un atelier à la températuture de 25° à 30° centigr., sans que la soif qu'il éprouvait en ait reçu aucune modification.

Ve OBSERVATION.

Jeune fille âgée de sept ans, ayant depuis quatre ans une soif ardente, sans altération notable de la santé; peu d'appétit; urines abondantes, aqueuses et limpides.

Mademoiselle X..., âgée de sept ans, fille d'une dame surveillante à l'hôpital de la Salpêtrière, est blonde, lymphatique, avec des yeux bleus; sa taille est assez élevée, ses membres sont grêles, amaigris; sa peau est froide et sèche; ses joues sont rosées, fraîches et légèrement couvertes de squames furfuracées; son intelligence est parfaite. Cette petite fille est vive, joyeuse, et se livre très-volontiers à tous les plaisirs de son âge. Elle a été nourrie par sa mère, qui est d'une bonne santé; son père se porte également bien; elle a un petit frère âgé de six ans, dont la santé a toujours été bonne. Elle ne porte aucune trace de scrofule. L'abdomen est volumineux, sans lésion appréciable d'aucun organe; les garde-robes sont naturelles; l'examen de la respiration ne fait découvrir aucune altération des poumons. Depuis deux ans, il existe une bronchite légère, pour laquelle on a fait l'application de plusieurs vésicatoires; le pouls est naturel, sans fréquence; la langue offre une coloration normale, elle est humide; l'appétit est peu marqué: la petite malade ne se décide qu'avec peine à manger de la viande; elle préfère les légumes, les laitages; elle aime beaucoup l'eau de Seltz, et repousse tout ce qui est sucré. Ses forces sont bien conservées; cette jeune fille se plaint seulement d'avoir toujours froid.

Il y a quatre ans, après avoir été traitée, au rapport de sa mère, pour une inflammation d'intestins, sans avoir eu ni dévoiement ni vomissement, la jeune X... fut prise tout à coup d'une soif ardente, qui a persisté depuis avec la même intensité, sans offrir de changement pendant l'été ou l'hiver; elle a seulement présenté une diminution passagère quand est survenu un état fébrile, et cette dernière observation a été encore faite il y a deux mois, pendant l'existence d'une pleuro-pneumonie de la base du côté droit, qui a nécessité deux applications de sangsues; mais à mesure que la convalescence a fait des progrès, le besoin de boire s'est montré tout aussi opiniâtre qu'auparavant.

Cette soif est si impérieuse, qu'elle porte cette petite malade à demander à boire partout où elle se trouve, ou à se désaltérer aux robinets des fontaines, ou dans les ruisseaux qui arrosent les cours de l'établissement. La quantité de boisson dont elle a besoin, mesurée un jour par sa mère, a été évaluée à six litres en vingt-quatre heures. Quand la soif se fait sentir, la jeune X... boit facilement un litre d'un seul trait; elle rend de même une grande quantité d'urine chaque fois. Dans la nuit, son sommeil est troublé plusieurs fois par le besoin de boire et d'uriner; habituellement il n'y a pas émission d'urine dans le lit. La quantité des urines égale celle des boissons ingérées. L'urine est pâle, aqueuse, limpide, presque sans odeur, légèrement acide, et donne pour pesanteur spécifique à l'aréomètre de Baumé 0,8 (= 1005,866).

Il y a deux ans, M. le professeur Cruveilhier, qui avait constaté l'absence du sucre dans les urines, a traité pendant quelque temps cette jeune malade par des bains aromatiques, de la tisane de quinquina, et des préparations ferrugineuses; mais, malgré ce traitement, la soif a persisté.

Cet exemple de polydipsie vient confirmer les faits que nous avons déjà notés: la diminution de la soif pendant une maladie intercurrente, la préférence marquée qu'ont les malades pour une alimentation végétale, la sécheresse de la peau accompagnée d'une sensation générale et habituelle de froid, la persistance de la soif sans amener un trouble notable dans l'état général de la santé.

VIe OBSERVATION.

Jeune garçon âgé de dix-sept ans, atteint de soif exagérée depuis trois mois, urines abondantes, limpides, d'une pesanteur spécifique presque égale à celle de l'eau. Mort quelque temps après sa sortie de l'hôpital (1).

Chapelier (J.-B.), âgé de dix-sept ans, ayant pour occupation, depuis l'âge de onze ans, de faire des plumeaux, est entré à l'Hôtel-Dieu, salle Saint-Augustin, le 22 novembre 1840, pour se faire traiter d'une soif excessive dont il est atteint depuis trois mois. Ce jeune garçon ne connaît point de cause à cette affection; il n'a pas été vacciné; il est maigre, d'une constitution faible, d'une taille moyenne. Son intelligence est très-peu développée; son état, voisin de l'idiotisme, rend son interrogatoire difficile et incomplet. Ses parents sont bien portants; il a une sœur âgée de vingt ans, qui tousse depuis plusieurs mois, mais qui ne boit pas comme lui. Il affirme ne s'être jamais livré à la masturbation. Il n'a pas de toux; la respiration est rude, avec un peu de craquement au sommet du poumon, des deux côtés; l'appétit est ordinaire, nullement exagéré; chez lui, il se nourrissait assez mal; il

(1) Cette observation a été recueillie à l'Hôtel-Dieu, dans le service de M. Jadioux, remplacé alors par M. le docteur Guillot (Natalis), qui a bien voulu me donner quelques renseignements.

mangeait de préférence des légumes. Le pouls est naturel, sans fréquence; la peau est sèche, sans chaleur. Depuis trois mois, la soif que ce malade éprouve a persisté, et a pris un plus grand développement. Pour traitement, on s'est borné, chez lui, à lui prescrire des bains chauds.

Lors de son entrée à l'Hôtel-Dieu, Chapelier buvait cinq pots de tisane; souvent même il lui est arrivé, dans les premiers jours, d'acheter ou d'aller prendre les pots de tisane de ses voisins. Un jour, pressé par la soif, pour boire plus librement, il est allé se suspendre au robinet de la fontaine destinée au service de la salle. Il est souvent réveillé dans la nuit par le besoin de boire et d'uriner; il lui arrive fréquemment de rendre ses urines dans le lit. L'urine est aqueuse, limpide, très-légèrement acide, et donne pour pesanteur spécifique, au moment de l'émission, 0,8 (= 1005,866). Elle a été analysée par M. Bouchardat, qui n'a pas trouvé de sucre; elle ne contient pas d'albumine. Depuis douze jours, ce jeune malade prend pour tisane une décoction de quinquina, du vin de Bagnols, un électuaire composé de poudre ferrugineuse, d'extrait de gentiane et de tannin. Aujourd'hui, il ne boit plus que deux pots de tisane; il n'urine plus dans son lit; la pesanteur spécifique de l'urine, qui était de 0,5, est maintenant de 0,8.

Ce malade est sorti de l'hôpital vers la fin de décembre; il est mort chez ses parents trois semaines plus tard, quelques jours après sa sœur aînée. Mes recherches pour me procurer quelques renseignements sur les symptômes qu'il a présentés avant sa mort ont été infructueuses.

VIIe OBSERVATION.

Pertes utérines abondantes; perversion du goût; polydipsie survenue à la suite; divers remèdes; diminution notable de la soif (1).

Madame D... (1), demeurant rue de l'Université, est âgée de trente ans; elle est maigre, d'une taille élevée: ses traits n'expriment point la souffrance; mais elle est faible, sans énergie, fatiguée par le moindre exercice; sa peau est sèche et froide; la respiration se fait bien, le pouls est naturel. L'appétit est peu marqué; au début de la maladie il était beaucoup plus prononcé. Madame D... suit de préférence un régime gras; mais lors de l'apparition de la soif, elle a voulu se nourrir pendant longtemps uniquement de salade. Elle est mariée, sans enfants. Aucun des membres de sa famille n'a été atteint de polydipsie.

Il y a quatre ans, madame D..., après avoir éprouvé une hémorrhagie utérine très-abondante, fut atteinte d'une perversion dans le goût, et, peu de temps après, d'une soif que rien ne pouvait calmer. Elle mangeait alors des cendres en grande quantité, et comme on voulait l'empêcher de se livrer à cet appétit désordonné, elle avait soin, quand l'occasion s'en présentait, de remplir ses poches de cendres, pour se dérober, par ce moyen, à la surveillance dont elle était l'objet. Elle avait alors une soif cruelle, insatiable, qui exigeait jusqu'à une voie d'eau en vingt-quatre heures pour être satifaite. Plusieurs fois son mari a voulu tenter de la priver de boire; mais alors madame D... devenait furieuse, et pour la calmer, il fallait satisfaire le besoin qu'elle éprouvait. Elle a remarqué que la soif était plus grande pendant l'hiver, dans les grands froids, que pendant l'été: le café, les liqueurs, l'augmentaient notablement.

Depuis un an environ, madame D... a vu sa soif diminuer beaucoup;

---

(1) Cette dame a été traitée par M. le docteur Michon, chirurgien de l'hôpital Cochin, qui a bien voulu m'adresser à elle pour prendre ces renseignements.

aujourd'hui elle ne prend plus que quatre à cinq litres de boisson en vingt-quatre heures; mais elle éprouve encore un singulier plaisir à boire, et, dans ce but, elle se sert de préférence d'un grand vase : elle boit toutes les trois ou quatre heures, et quatre ou cinq fois dans la nuit. L'appétit est naturel; la menstruation est régulière. Les urines sont abondantes, peu colorées, légèrement acides, et donnent pour pesanteur spécifique à l'aréomètre de Baumé, 1,0 (= 1007,333).

VIIIe OBSERVATION.

Enfant âgé de cinq ans; polydipsie datant de quatre mois; urine limpide, transparente, à peine acide, ayant une pesanteur spécifique voisine de celle de l'eau; persistance des accidents. (Vauquelin, *Médecine éclairée par les sciences physiques;* Journal de Fourcroy, t. III, 1792.)

L'enfant qui fait le sujet de cette observation est âgé de cinq ans, d'une bonne constitution; son teint est pâle; sa bouche, son nez et ses yeux sont toujours humides; il mange raisonnablement, et d'un bon appétit; son pouls bat de 80 à 85 fois par minute, mais il a de fréquentes irrégularités; ses inspirations sont au nombre de 15 à 18 par minute. Son caractère est gai; ses sensations sont vives et assez délicates. Cet enfant a bu en vingt-quatre heures dix pintes d'eau; il met environ une heure d'intervalle entre chaque verre. Pendant le même espace de temps, il a rendu douze pintes d'urine. La température du lieu où cet enfant a resté pendant les vingt-quatre heures que nous l'avons surveillé, était de 10 à 11°. Il dort environ dix heures sur vingt-quatre; son sommeil est interrompu toutes les deux heures par l'envie de boire et d'uriner, et malgré les insomnies, il pisse toutes les nuits au lit. Lorsqu'il boit, on remarque le plaisir briller dans ses yeux, et la gaieté se peindre sur son visage, et après avoir bu, il chante et il danse. Si on lui refuse à boire pendant quelque temps, il lui prend, dit-on, *un tremblement de cœur,* qui se passe aussitôt qu'on lui présente de la boisson. Cette envie de boire est si forte chez cet enfant, qu'il se jette sur tout ce qui a la forme liquide, et si on n'y prend garde, il boit son urine à mesure qu'il la rend. Après avoir bu, il est saisi par le froid; il éprouve un léger frisson par tout le corps; sa figure devient bleuâtre, et son haleine froide. Il y a environ quatre mois que cet enfant est atteint de cette maladie; elle lui est venue quelque temps avant d'avoir la petite vérole, dont il est bien guéri. L'urine qu'il rend est claire comme de l'eau, dont elle ne diffère extérieurement que par une odeur fade qu'elle répand. En sortant de la vessie, elle fait monter le mercure du thermomètre, de 10 à 28°; elle ne rougit pas sensiblement le papier teint par le tournesol; elle n'est que très-légèrement troublée par l'eau de chaux. Son poids spécifique ne diffère pas sensiblement de celui de l'eau, tandis que l'urine ordinaire donne 3 à 4° à l'aréomètre de Baumé, pour les sels. L'ammoniaque versée dans cette urine n'y produit aucun effet. Elle s'altère beaucoup plus promptement que l'urine de l'homme en santé : cette altération se manifeste par une couleur laiteuse, et par une odeur très-désagréable. Exposée à une chaleur douce avec le contact de l'air, elle prend la couleur de l'urine ordinaire : cette couleur devient plus intense à mesure que le liquide s'évapore; son odeur désagréable se dissipe quand elle est évaporée aux cinq sixièmes ; son acide se développe, et elle rougit le papier de tournesol. Les excréments de cet enfant sont bien liés, et ont ordinairement une couleur jaune; mais un de ces jours derniers, il en a rendu qui sont blancs comme de la craie.

Analysée par Vauquelin, cette urine, traitée par l'évaporation complète, a fourni 63 grains de résidu contenant du phosphate de soude et d'ammoniaque, beaucoup de sel marin, un extrait muqueux, et de l'acide phosphorique libre : cette quantité de matière, dit Vauquelin, est bien peu de chose en comparaison de celle du liquide où elle était dissoute. Il ajoute quelques observations sur la grande quantité de calorique que cet enfant perdait continuellement par la grande quantité de boisson qu'il prenait. On a vu, dit-il, qu'il a bu dix pintes d'eau à 10° en vingt quatre heures, qu'il a rendu douze pintes d'urine à 28° pendant cet espace de temps. « Or, il est clair que chaque livre de ce liquide a enlevé au sang 18 degrés de chaleur, et que ces 18 degrés de chaleur, multipliés par 24 livres que donnent les douze pintes d'urine rendue, forment une somme de 432° de chaleur enlevés pendant vingt-quatre heures.

« Il résulte des travaux de plusieurs chimistes, que ces 432 degrés de chaleur sont capables de faire fondre 7 livres 3 onces 1 gros 43 grains de glace, ou de réduire en gaz 8 onces 3 gros 63 grains d'eau. Cette grande perte de calorique explique pourquoi cet enfant éprouve du froid et des frissons immédiatement après avoir bu, pourquoi son haleine est froide, et, enfin, pourquoi son visage, ses lèvres, et le gland de sa verge, prennent une couleur violette. »

L'exemple de polydipsie que présente cet enfant est d'autant plus remarquable, que nous voyons cette affection à son début dans le jeune âge, époque où elle a souvent pris naissance : elle est caractérisée par une soif vive, des urines abondantes, légèrement acides, à peine plus pesantes que l'eau, peu colorées, ne renfermant pas de sucre, accompagnées d'un appétit normal, d'une santé générale satisfaisante.

IXe OBSERVATION.

Crieur de cartons âgé de cinquante-un ans; polydipsie survenue à l'âge de cinq ans; urines abondantes, à peine plus pesantes que l'eau, non sucrées; persistance de la maladie.

(Observation recueillie par M. le docteur Boissat, *Journal général de médecine*, t. LXXX, p. 164, ou *Recueil périodique de la Société médicale*; Paris, 1822.)

Midoux, âgé de cinquante-un ans, crieur de cartons, brun, d'une taille moyenne, ayant le thorax peu développé, et l'abdomen volumineux, les membres grêles, les muscles peu dessinés, peu fermes, n'est point sujet aux maladies. Cet homme entra à l'Hôtel-Dieu le 4 février 1822, pour une contusion du genou, qui céda promptement aux résolutifs; mais il nous présenta une affection bien curieuse de sa nature, et surtout par sa chronicité, et le peu d'influence qu'elle exerce sur la santé. Voici ce qu'il nous a appris.

Dès l'âge de cinq ans, il fut pris d'une soif en quelque sorte inextinguible; il buvait abondamment, et ses urines coulaient en proportion des liquides qu'il ingérait. Il n'éprouvait de douleurs nulle part; il jouait avec ses camarades, comme de coutume. La digestion des solides était facile et nullement exagérée. Vers l'âge de la puberté, à seize ans, la soif augmenta d'intensité d'une manière notable, et dès lors il ne lui fallut pas moins d'une voie d'eau pour les vingt-quatre heures. Depuis, il dépasse rarement cette quantité, bien que sa profession, qu'il n'exerce que depuis quinze années, semblât devoir augmenter son appétence pour les liquides. Sa capacité pour le vin est peu considérable, et il s'enivre facilement; cependant il a remarqué que lorsqu'il prend une petite quantité de cette boisson, il éprouve moins souvent le besoin de se désaltérer. Sa force est celle d'un homme ordinaire; la fonction de la génération n'a pas été retardée chez lui; elle est même assez active, et il a plusieurs enfants.

Il préfère les aliments tirés du règne végétal, et il est seulement sujet à un mouvement diarrhéique de peu de durée, au moindre changement dans sa manière de se nourrir. Maintenant la coloration de sa face est naturelle; il n'a aucun mouvement fébrile; sa langue n'est ni rouge, ni sèche; toutes ses fonctions s'exécutent bien; il est fort gai, et ne compte pour rien son incommodité, qui l'oblige à boire si souvent.

Cet homme, que j'ai observé avec soin pendant dix jours, à l'Hôtel-Dieu, pèse 116 livres. Il boit, terme moyen, 33 livres d'eau; il mange environ une livre trois quarts d'aliments solides; il fait usage de peu de vin; il rend par les urines 34 livres, et tout au plus une par les selles. Du reste, il perd très-peu par la peau, et s'il transpire, ce n'est guère qu'au visage. Mais, en revanche, l'urine se filtre avec une promptitude incroyable, et à peine a-t-il ingéré une petite quantité d'eau, qu'il sent le besoin d'uriner. Nous l'avons vu en boire près de deux litres d'un seul trait, et en rendre plus de la moitié quelques instants après. Son ventre, habituellement volumineux, se gonfle peu par l'ingestion des liquides; la vessie ne paraît pas être fort développée, et elle n'est pas facilement sentie à l'hypogastre, ce qui me fait penser qu'elle est assez petite, opinion qui est encore fortifiée par le fréquent besoin qu'éprouve cet homme d'expulser ses urines. Ces dernières sont très-limpides, ne déposent presque rien, sont à peine plus pesantes que l'eau, et n'ont aucune saveur sucrée. Evaporées et mises en contact avec une grande quantité de ferment, elles n'ont offert à M. Thénard aucune trace d'alcool, ni d'acide carbonique. Abandonnées à elles-mêmes, la putréfaction n'y a démontré que peu d'ammoniaque; elles entraînent donc peu de matière animale, eu égard surtout à la quantité de véhicule.

Cette observation présente un exemple de polydipsie bien caractérisée : exagération de la soif ayant commencé à l'âge de cinq ans; diminution du besoin de prendre des boissons par l'ingestion du vin donné en petite quantité; aliments végétaux pris de préférence à ceux tirés du règne animal; santé dans un état satisfaisant; pas de fièvre; persistance des désirs et des actes vénériens (fonction qui est généralement diminuée ou abolie chez les diabétiques); appétit assez bon; urines limpides, abondantes, à peine plus pesantes que l'eau, sans saveur sucrée, n'offrant aucune trace d'alcool quand on les met en contact avec une petite quantité de ferment.

Xe OBSERVATION.

Femme âgée de trente-cinq ans environ; polydipsie depuis la naissance; diminution de la soif dans l'état de maladie; santé généralement bonne.

(Observation recueillie par Besson de La Chassagne, prêtre de Saint-Laurent, et par Belloc et Brongniart, *Med. facts and observations*, t. II, p. 73; *Mémoires de la Société philomatique*, 22 octobre 1791.)

Je crois devoir rapporter ici l'observation recueillie par le prêtre de Saint-Laurent, avec le rapport sur le même sujet, par Belloc et

Brongniart. On verra combien ce fait parut extraordinaire lorsqu'il fut connu, et quelles précautions furent prises pour en assurer l'authenticité.

« Catherine Bonsergent a été remarquée dès l'âge le plus tendre : une soif brûlante, une altération sans exemple, dont elle est continuellement tourmentée depuis sa naissance, ont toujours fixé sur elle l'attention des observateurs. Ses parents, après en avoir confié les premiers soins à une nourrice, la retirèrent auprès d'eux à la troisième année : ils trouvèrent bientôt extraordinaire la quantité d'eau qu'elle consommait; ils attribuèrent d'abord ceci à une mauvaise éducation, ce qui était chez elle un besoin surprenant, mais naturel. Ce fut en vain qu'ils cherchèrent à la corriger de ce défaut par des caresses et des menaces, en lui refusant ou en lui diminuant la quantité d'eau qu'elle buvait. Ils ont été très-surpris de la voir chercher secrètement tous les moyens de pouvoir se satisfaire, en été, avec la première eau qu'elle trouvait, en hiver, avec des glaçons et de la neige; et toujours elle avait soin de se pourvoir de quoi boire pendant la nuit. Les mauvais traitements que ce besoin lui attirait de la part de ses parents la forcèrent de les quitter; elle vint à Paris chez des maîtres auxquels elle ne put se cacher. A l'âge de vingt-deux ans elle s'est mariée avec le nommé Féry, cordonnier, à qui elle a déguisé son défaut pour l'épouser. Elle a eu de lui huit enfants : il lui en reste trois; elle est enceinte du neuvième. Ce qu'il y a d'extraordinaire, c'est qu'au moment de ses couches, au lieu d'user d'aliments et de liqueurs qui puissent la fortifier, elle préfère, pour contenter sa soif, qui alors est brûlante, boire presque sans interruption quatre pintes d'eau la plus fraîche. Dans les rigueurs de l'hiver dernier, cette femme, enceinte, a bu jusqu'à deux voies d'eau en vingt-quatre heures, et son mari, ne pouvant fournir à cette dépense, était obligé de ramasser de la neige et des glaçons qu'il faisait fondre; car l'eau se vendait à cette époque 6 sous la voie, et c'était plus qu'il ne gagnait par son travail.

« Cette femme n'a jamais fait usage d'aucune sorte de liqueurs fortes, et s'il lui arrivait seulement de boire un verre de vin, elle éprouvait un saisissement dans tous les membres, et on croyait la voir tomber en syncope. D'ailleurs elle n'est point hydropique, elle jouit même d'une assez bonne santé. Elle rend naturellement toute l'eau qu'elle boit ; mais ce qui paraît surprenant encore, c'est que cette eau est très-fétide. Cette femme reste hôtel des Arts, faubourg Saint-Martin. *Signé*, BESSON DE LA CHASSAGNE. »

Rapport fait à la Société philomatique, le 22 octobre 1791, par Belloc et Brongniart.

« La Société philomatique, désirant répondre à la demande de M. Parmentier, au nom de M. Simmons, nous a nommés pour examiner le tempérament et les habitudes d'une femme qui boit beaucoup d'eau : en conséquence, le lundi 17 septembre 1791, étant allés chez cette femme, hôtel des Arts, ne l'ayant point rencontrée, nous fûmes trouver son mari, après avoir préalablement pris des informations près du portier de la maison, lesquelles furent entièrement conformes à ce qu'on nous avait déjà rapporté.

« Nous trouvâmes cette femme, une cruche auprès d'elle. Cette femme, née à Senlis, est blonde, peau fine, marquée de taches de rousseur, plus maigre que grasse, paraît être d'un tempérament bilieux ; les bras sont proportionnellement plus maigres que le reste du corps ; mise en sevrage chez sa grand'mère, qui, buvant beaucoup de vin, lui en fit boire aussi. De retour de chez sa grand'mère, elle vomissait tout ce qu'elle prenait, et les matières vomies étaient noires. Dès sa plus tendre jeunesse elle eut une soif considérable, et cherchait tous les moyens de la satisfaire. Fille, elle buvait trois seaux d'eau par jour ; mariée, deux lui suffirent jusqu'à son premier enfant : c'est alors qu'elle a commencé à reprendre la même quantité de seaux jusqu'à son quatrième enfant. Depuis cette époque, elle n'en boit plus que deux dans les vingt-quatre heures. Lorsqu'elle est malade, elle n'a plus la même soif; et quand elle ne boit pas autant qu'elle le désire elle se porte mal. Lorsqu'elle est couchée elle a beaucoup plus soif qu'à l'ordinaire, et sa soif n'est pas plus grande en été qu'en hiver. Les choses salées, qu'elle n'aime pas à manger, n'excitent pas plus sa soif que les autres aliments, et la soif détermine vers l'estomac une sensation semblable à celle que détermine la faim. Elle a la bouche pâteuse, et ne pourrait, dit-elle, avaler un morceau de pain. Lorsqu'elle a bu, elle ressent vers l'estomac un froid assez intense qui la fait frissonner pendant quelque temps, et l'oblige à être constamment près du feu pour peu qu'il fasse froid.

« Cette femme a la lèvre inférieure assez grosse et couverte de croûtes. Cette lèvre lui cuit et lui procure des élancements très-forts, surtout en été. Elle est, de plus, sujette à des hémorrhoïdes qui ne fluent pas, et alors elle n'a plus mal à la lèvre. Elle a eu onze enfants en dix couches, et c'est depuis sa première couche qu'elle a des hémorrhoïdes. De tous ses enfants, il ne lui en est resté que deux; presque tous ceux qu'elle a nourris ont été sujets à différentes maladies; son aîné, encore existant, a une maladie de la peau semblable à la gale, mais qui n'est pas contagieuse. Le plus jeune de ses enfants, qu'elle n'a nourri que pendant un mois, est en très-bonne santé. Elle est la seule de toute sa famille qui ait eu une aussi grande soif. Elle transpire suffisamment, et ses urines sont en proportion avec ce qu'elle boit. Elle ne crache point, ne boit ni vin, ni café, ni liqueurs. Cette femme nous a dit qu'elle mangeait beaucoup, ce que nous n'avons pas remarqué. Elle a bu, dans l'espace de dix heures qu'elle est restée chez nous, quatorze pintes d'eau, ce qui peut équivaloir à vingt-huit livres. Elle nous a dit qu'elle se levait la nuit toutes les heures et demie pour boire; ce qui fait assez exactement la voie d'eau que cette femme prétend consommer dans les vingt-quatre heures. Elle a rendu dix pintes d'urine peu colorée. »

Le développement d'une soif immodérée dès l'enfance, la diminution de la soif dans le cours d'une maladie intercurrente, la longue persistance de ce phénomène morbide, sans altération notable de la santé générale, sans besoin exagéré des aliments, sans affaiblissement de la faculté génératrice, doivent faire rattacher évidemment cette maladie à la polydipsie. Chez cette femme, cette exagération énorme de la soif la portait à boire trois seaux d'eau en vingt-quatre heures. Cette malade, comme plusieurs autres, était blonde; elle avait la peau fine et peu d'embonpoint; elle buvait plus la nuit que le jour; elle éprouvait très-facilement la sensation du froid; les changements de saison ne modifiaient point la soif, qu'il lui arrivait souvent de satisfaire, pendant l'hiver, en prenant de la glace ou de la neige.

XIe OBSERVATION.

Homme âgé de trente-deux ans, d'un tempérament lymphatique et bilieux; polydipsie depuis l'âge de quatre ans; peu d'appétit; urines abondantes, non colorées, limpides; persistance de la soif.

(*Observations sur la polydipsie*, par Desgranges, médecin à Lyon; *Annales de la Société de médecine de Montpellier*, t. VI, an XIII, 1re observ.)

Pierre Ric, demeurant à deux lieues de Morges, est âgé de trente-deux ans, ses cheveux sont châtain-noir, ses yeux roux, ses lèvres pâles, sa bouche en mauvais état, sa peau douce, et sa taille au-dessous de la moyenne. Son tempérament tient du bilieux et du phlegmatique. Sa constitution n'est point aussi robuste que celle des paysans du pays de Vaud; il n'est ni gras, ni maigre, et cependant il a l'apparence d'une bonne santé. Commandé pour la troupe d'élite en 1798, il a réclamé mon inspection, et voici ce qu'il m'a appris à son sujet:

Il est né faible et délicat; à l'âge de quatre ans, il prit un gros ventre, devint pâle et malingre, et perdit de ses forces; bientôt il s'y joignit une altération qui peu à peu devint considérable. Il buvait alors cinq à six bouteilles d'eau par jour: le besoin de boire est allé en augmentant; à dix ans il buvait douze bouteilles. Il s'est rappelé qu'à cette époque une personne de son village donna une liqueur pour rendre sa boisson aigrelette, ce qui le désaltérait mieux et lui épargnait chaque jour quelques bouteilles; j'ai appris que c'était de l'acide sulfurique: ce remède n'a pas été continué. Vers ce même âge environ, et peut-être par l'emploi de l'eau acidulée, son ventre diminua de volume insensiblement, et ce jeune homme se trouva délivré de cette intumescence abdominale preque sans s'en apercevoir. Mais il n'en fut pas de même de la soif. Ce besoin de boire habituel et toujours pressant s'accroissait sans cesse. A dix-huit ans, il consommait jusqu'à trente bouteilles d'eau par jour, dans les champs où il allait travailler, autant que ses forces le lui permettaient. Il était souvent obligé de quitter le labour pour courir se désaltérer à une fontaine ou à un ruisseau voisin. S'il avait loin à aller, il éprouvait des angoisses inexprimables: un feu intérieur et rongeant se développait, ses entrailles s'échauffaient, et le ventre lui gonflait, ou se météorisait par la privation de la boisson, comme il serait arrivé à tout autre qui, au contraire, s'en serait inondé. Son gosier et sa bouche participaient à cet état de chaleur et de sécheresse, mais toujours consécutivement; sa langue se liait et sa salive devenait rare et épaisse. Rie s'éveillait souvent dans la nuit, une ou deux fois, pour avaler de l'eau; et, dans le jour, il ne pouvait guère rester plus de quatre heures sans boire. Toute eau lui était indifférente; quelquefois il a pris un peu de vin, mais cette boisson n'étanchait pas sa soif, et ne le satisfaisait pas aussi bien, du moins momentanément.

Dans ses repas, il buvait beaucoup, jusqu'à quatre et cinq bouteilles, et au delà; et s'il avait enduré une forte altération, il n'était pas rare qu'il pût boire une bouteille d'un seul trait. En général, il buvait plus en été qu'en hiver, sans que néanmoins la différence fût bien grande. Dans l'hiver, notre *hydropote* ou buveur d'eau a souvent cassé la glace pour chercher à boire. Il urinait beaucoup, et proportionnellement à la boisson copieuse dont il usait habituellement. Il mangeait peu pour un paysan ouvrier, mais avec assez d'appétit, et de tout indifféremment. Il faisait une ou deux selles par jour de matières peu liées et peu colorées. Son sommeil est bon; il transpire légèrement dans la nuit ou le matin; ses urines sont limpides, claires et peu lixivielles. Il est sujet, à avoir froid aux pieds dans la mauvaise saison, et lorsqu'il n'agit pas; son pouls m'a toujours paru petit et serré. J'ai dit que la bouche de Rie était en mauvais état, et, en effet, toutes les dents incisives supérieures et les canines lui sont tombées; une partie des inférieures et des molaires sont presque entièrement gâtées; plusieurs ne présentent plus que des chicots noirs; les gencives sont décolorées, et cependant assez fermes et peu saigneuses.

Telle était encore la situation de Pierre Rie au mois de juin 1800, que j'ai eu occasion de le voir pour la dernière fois. Il éprouvait seulement les mêmes incommodités, et buvait encore huit à dix bouteilles d'eau, quelquefois plus, en vingt-quatre heures.

Chez ce malade, d'un tempérament lymphatique, d'une constitution scrofuleuse, la polydipsie se développa dès l'enfance, et prit une intensité croissante jusqu'à l'âge de la puberté. Ce besoin de prendre des boissons était très-impérieux, et se manifestait par la sécheresse de la bouche et du pharynx, par l'absence de la salive et un malaise général. La soif était à peu près la même en hiver et en été. Le malade était réveillé dans la nuit par le besoin de boire ou pour uriner. Contrairement à ce qu'on a observé chez d'autres malades, le vin n'étanchait pas sa soif, que des boissons acidulées calmaient. Cet homme était facilement impressionnable au froid, et il avait peu d'appétit. Les urines étaient claires et limpides, le pouls habituellement petit et serré.

Il manque, dans cette observation, l'analyse des urines et l'indication de leur pesanteur spécifique; mais si l'on considère le début de la polydipsie dès le jeune âge, la marche qu'elle a présentée sans porter atteinte d'une manière sensible à la santé générale, la non-augmentation de l'appétit, même moindre que dans l'état naturel, on en conclura que nous avons sous les yeux les phénomènes de la polydipsie, et non ceux qui caractérisent le *diabète sucré*.

XIIe OBSERVATION.

Domestique âgé de dix-neuf ans, atteint de polydipsie dès son enfance; guérison sous l'influence d'un vésicatoire appliqué dans le cours d'une pleurésie.

(Desgranges, mém. cité, obs. IIe.)

Un jeune domestique âgé de dix-neuf ans, maigre, peau sèche et terne, d'une taille au-dessous de la moyenne, et de pauvre mine, avait eu le carreau dès son enfance, qui ne s'était dissipé qu'en partie à l'époque de l'âge de la puberté. Il avait un besoin continuel de boire, et buvait chaque jour sept à huit bouteilles d'eau, ce qui existait depuis si longtemps, qu'il ne se rappelait pas avoir été autrement. Il fut saisi d'une pleurésie bilieuse au mois de juin 1801, pour le traitement de laquelle je fus appelé chez son maître. Une ample boisson de fleurs pectorales et diaphorétiques oxymélées et nitrées, un léger vomitif d'ipécacuanha, ensuite des lavements laxatifs, amendèrent d'abord les accidents, mais ils ne furent terminés que par l'application d'un vésicatoire, qui enleva la douleur latérale, et dont la suppuration se soutint, contre mon attente, pendant plus de vingt-cinq jours de suite, malgré les pansements les plus simples, et qu'on ne fît usage d'aucun des moyens propres à l'entretenir. C'est sous l'action prolongée de cet exutoire que prit fin la polydipsie de ce jeune garçon, dont je fus seulement instruit par la domestique de la maison, chargée de faire les tisanes, laquelle était grandement étonnée de la quantité considérable qu'il en buvait chaque jour. Dans le début de la maladie, il consommait jusqu'à dix à douze bouteilles d'infusion en vingt-quatre heures. On pouvait dire de lui avec Ovide :

Quo plus sunt potæ, plus sitiuntur aquæ.

Cette observation est encore un exemple de polydipsie; mais elle laisse beaucoup à désirer sous le rapport de plusieurs phénomènes de la maladie, de sa marche et de sa terminaison. Il n'est point question de la qualité des urines, de l'état de l'appétit, des changements que peut avoir présenté la soif, suivant les variations de la santé de ce jeune homme. L'existence d'une soif exagérée dès l'enfance, la persistance de ce phénomène sans action fâcheuse sur la santé, enfin sa cessation, coïncidant avec le développement d'une affection aiguë, nous semblent cependant caractériser suffisamment ce cas. Desgranges ne dit pas malheureusement s'il a vu le malade quelque temps après la disparition de la pleurésie, pour confirmer la guérison qu'il annonce.

XIIIe OBSERVATION.

Jeune femme d'une constitution nerveuse, atteinte de polydipsie depuis plusieurs années; diminution momentanée de la soif, coïncidant avec l'apparition de sueurs abondantes.

(Desgranges, mém. cité, obs. IIIe.)

« J'étais à peine de retour de la Suisse, où j'ai résidé neuf ans pour ma santé, en nivôse de l'an XI, que je fus consulté pour une dame de Lyon, jeune encore, qu'une humeur acrimonieuse tourmente depuis longtemps, lui ayant occasionné des maux nombreux et divers, contre lesquels les secours de l'art ont constamment échoué. Cette humeur a fait naître une polydipsie telle, que la malade boit chaque jour huit à dix bouteilles de liquide rafraîchissant, soit tisane ou lait d'amandes, ou émulsion nitrée, soit d'eau de veau ou poulet, ou du petit-lait, ou du sirop et de l'eau. Je l'ai vue boire à son dîner deux bouteilles d'eau, et jusqu'à trois. Cet appétit des liquides, vraiment excessif, dure depuis bien des années : à la vérité, l'habitude m'a semblé y être pour beaucoup, ce dont la malade est loin de convenir. Depuis quelques mois il s'est visiblement amendé; j'ai cru même un instant qu'il touchait à sa fin par des sueurs abondantes qui se sont établies et existent depuis deux mois à la suite d'un emploi soutenu et journalier, à des doses même assez fortes, de kermès minéral délayé dans des loochs blancs et potions pectorales. J'avais prescrit ce remède dans la vue de fondre et d'atténuer les humeurs épaisses et visqueuses que la constitution catarrhale de cette année avait amassées, et en quelque sorte congestées dans les poumons de cette dame. Je l'ai vue plusieurs fois, sur la fin de ce rhume catarrheux, inondée de sueurs; elles découlaient de tous les points de son individu, et principalement du visage, du cou et de la poitrine, avec une diminution notable de sa soif contre nature. Mais mon espoir a été trompé; cette dame est encore sous l'empire d'une polydipsie continuelle, et d'une série de maux nerveux dont le nombre, la différence, autant que l'anomalie, ont de quoi surprendre.

« J'écris ceci en avril 1803. »

Cette jeune dame nous offre un exemple de ce que j'avançais tout à l'heure, c'est-à-dire la diminution ou la cessation momentanée de la soif sous l'influence d'une affection aiguë de l'appareil respiratoire. L'auteur lui-même a cru un instant à la guérison, mais son espoir a été trompé. Chez cette malade, la polydipsie coexistait avec un état nerveux très-développé, circonstance que nous avons déjà notée dans d'autres observations. Une autre circonstance remarquable, c'est que l'apparition de sueurs abondantes a diminué la soif.

XIVe OBSERVATION.

Jeune fille âgé de quinze ans, ayant une soif ardente depuis huit ans; santé assez satisfaisante; traitement sans succès par les feuilles de belladone.

(*Acta instituti clinici cæsareæ Universitatis Vilnensis*, auctore Josepho Frank; Lipsiæ, 1812, cap. XVIII, p. 106. POLYDIPSIA.)

« Puella quindecim annorum, needum menstruata, clinico instituto « commissa est, die decima sexta januarii 1810.

« Referebatur ab illius hero, eam cæterum sat valere, excepta *inde-« bili siti et magno urinarum profluvio*, ab octo jam annis perseveran-« tibus. Habitum quidem ægræ gracilem invenimus, faciemque palli-

« dam, at deerant corporis emaciatio et virium languor. Lingua, nisi « mox post somnum, non cernebatur sicca, nec universæ cutis ariditatem, diabeticis propriam exhibebat. Commissa ulteriori obser- « vationi, compertum habuimus ægram nycthemeri spatio inter « decem et duodecim libras aquæ potare, et circiter idem urinarum « pondus excernere. Lotium autem omnino urinæ consuetæ, quæ « dicitur potus, simile erat. Hisce omnibus ad trutinam vocatis, « morbum nequaquam pro diabete declarare ausi sumus, et quidem, « ob id, quod desiderabantur gentilitia hujus morbi symptomata, « emaciatio scilicet corporis, cutis ariditas ac virium jactura. Arrepta « opportunitate præsentis ægræ, ut coram discipulis, de caussis tum « sitis, tum profluvii immodici urinarum, dissererem, sermonis cur- « riculum me, necessario jure, *ad morsum dipsadis*, de quo medici « antiquitatis tantum loquuntur, duxit. Vix autem hujusmodi argu- « mentum tetigeram, quum alumnus, cui præsentis ægræ cura com- « missa erat, præpostere, uti credebam, puellam interrogaverit : « *Fuisti-ne momorsa à serpente ?* Quo tempore risum vix tenere po- « tuerunt cæteri commilitones; ægra serio respondit : *A serpente* « *quidem non fui momorsa, sed ab apibus, atque hæc est origo mali* « *quod patior.* Narravit autem se perfecte recordari, quod ante octo « annos incaute apiarium visitaverit, quo facto ab examine obsessa « et momorsa, mox in sitim et in subsequens urinarum profluvium « inciderit. Miri hujus mali curam foliis atropæ belladonæ incepimus, « verum sine fructu, quin immo cum augmento sitis et urinarum. « Volui dein cum mercurio periculum instituere; at ægra noluit « moram in nosocomio diutius protrahere. »

La polydipsie dont cette cette jeune fille était atteinte, et qui durait depuis huit ans, avait été causée, non par la piqûre elle-même des abeilles, mais plutôt par la frayeur qui en avait été la suite. Sous le rapport de la cause, ce cas peut être rapproché de celui qui fait le sujet de l'observation Ire. Il faut remarquer que le traitement par les feuilles de belladone, employé par J. Frank, n'a été suivi d'aucun succès.

XVe OBSERVATION.

Journalier âgé de cinquante et un ans, atteint de polydipsie depuis vingt-quatre ans; diminution de la soif pendant l'existence d'une maladie intercurrente; urines abondantes, limpides, peu colorées.

(Observation communiquée au docteur Simmons par George Maxwel, *Facts and med. obs.*, t. II, p. 78; London.)

Guillaume Read, âgé de cinquante et un ans, journalier, habituellement bien portant, est atteint depuis vingt-quatre ans d'une soif immodérée, qui quelquefois diminue pour revenir bientôt comme par accès de fièvre; elle est la même pendant l'été que pendant l'hiver. Il lui arrive de boire jusqu'à deux pintes d'eau à la fois, et il recommence six à huit fois dans le courant de la journée et de la nuit. Lorsque sa santé se dérange, la soif diminue beaucoup, et alors il se contente d'une petite quantité de boisson; il prendrait avec plaisir d'autres liqueurs, mais il lui est difficile de s'en procurer. Il n'y a point de sécheresse de la langue ni de la bouche. Il rend à chaque moment à peu près autant d'eau qu'il en boit. Ses urines sont peu colorées, limpides, sans sédiment. Il transpire beaucoup lorsqu'il travaille, mais nullement dans la nuit; il n'a aucune douleur, aucun dérangement du côté de l'intestin; il mange avec appétit. Il est le seul de sa famille qui ait présenté une soif aussi grande. Ce malade a consulté un grand nombre de médecins au sujet de cette infirmité; mais il a été impossible de faire quelque chose qui ait pu le soulager.

Cette observation, quoique incomplète, nous offre d'une manière assez évidente un exemple de polydipsie, lorsque nous considérons la marche de l'affection datant de vingt-quatre ans, coïncidant avec une bonne santé habituelle, la diminution de la soif quand il survient une autre maladie, la persistance de cette soif immodérée malgré les nombreux traitements mis en usage. Nous devons faire remarquer ici que l'appétence immodérée des boissons revenait par accès. Nous en trouvons deux faits semblables, l'un de Klein, cité dans le *Dict. des sciences méd.*, art. SOIF, vol. L, p. 420; l'autre de Thomas Bartholin (*Collect. academ. étrangère*, t. VII). La transpiration abondante à laquelle ce malade était sujet pendant son travail ne paraît avoir apporté aucune modification à la soif qu'il éprouvait.

XVIe OBSERVATION.

(*Miscellanea curiosa medico-physica Academiæ naturæ curiosorum*, anno 1671, t. II. — Observatio CLXXV D. Johannis Wolfgangi Mœgling, *Diabetes per totam vitam durans.*)

« Rarissimum affectum esse diabetem Galenus noster ait (*De loc.* « *affect.*). At in ipsa raritate ejus singulare hoc est, absque incommodo « notatu digno per totam vitam eum perferre; sicut apud nos uxor « molitoris in proximo pago, quæ ab incunabulis fere enormiter et quan- « titate vix credibili bibendo, tantumdemque statim per urinam emit- » tendo adhuc vivit per viginti et quod excedit annos, optime colorata « satisque valida, quamvis parumper macilenta. In puellari ætate ali- « quot mensuras aquæ multumque vini singulis diebus hausit et adhuc « cum minimum sex mensuris majoribus quotidianis sitim sopire vix « potest, cum tamen nunc pro proportione non bibat quam antea. « Causam dicunt quod pater illius ex stulto amore infanti adhuc vinum « non permisit tantum, sed etiam ultro imperando obtulit: inde in- « cendium renum natum esse putant, quæ tamen sufficiens causa « esse non videtur, nisi accedat viarum laxitas, aliæ causæ forsan adhuc « incognitæ. Ad remittendum calorem et placandam sitim ante paucos « annos, me connivente (non consulente cum noverim diuretica magis « nocere quam prodesse) usa est acidulis Taynacentibus, sed earum, « quæ aliis præscribitur quantitate dupla vel tripla fauces aridas proluere « vix potuit, omnium cum admiratione. »

Mœgling ajoute qu'il a lu deux exemples semblables : l'un raconté par Dodoens, cap. XXXII, l'autre par Fernel; mais ces deux observations ne m'ont pas paru assez concluantes pour que j'aie cru devoir les rapporter.

La plupart des auteurs qui ont écrit sur le diabète sucré citent cette observation, tirée des *Éphémérides des curieux de la nature*, comme un cas de diabète ayant duré toute la vie; mais ici il est évident que nous avons affaire à un cas de polydipsie. En effet, la maladie a commencé dès l'enfance; la soif a augmenté jusqu'après l'époque de la puberté, puis, quoique très-développée, elle est restée stationnaire. La malade, avec un teint coloré, quoique un peu maigre, jouissait d'une assez bonne santé. Il n'est pas fait mention, il est vrai, de l'état de l'appétit et de la qualité des urines; mais la marche de cette affection, les rapports qu'elle présente avec les observations que nous avons déjà citées, viennent donner un appui peu équivoque à notre manière de voir.

XVIIe OBSERVATION.

(*The american Journal of the medical sciences*, n° 32, p. 356, août 1835, par Lyman Bartlett. CAS DE DIPSOSIE.)

James Webb Faishaven, âgé de quarante ans, tonnelier. Cet individu, autant qu'il peut se rappeler sa position, a bu par jour environ vingt quatre litres (quartz) d'eau; il lui est quelquefois arrivé d'en boire plus, mais très-rarement moins; il peut boire plusieurs litres par heure sans en ressentir aucun inconvénient; je l'ai vu boire cinq litres d'un seul coup sans en être incommodé. Il croit que la quantité d'eau qu'il boit excède quelquefois celle qu'il rend par la sécrétion urinaire.

Bien que cet homme, par sa bonne foi, méritât toute confiance, pour éviter toute crainte d'imposture, le 1er janvier 1835, je priai M. Ewells, étudiant en médecine, et un autre jeune homme, de l'observer pendant quarante-huit heures : cet individu se livra à ses occupations ordinaires, et but comme de coutume. Le résultat de leur observation confirma l'état de Webb. Il boit dans les quarante-huit heures quarante-huit litres ; la quantité d'urine rendue est de quarante-quatre litres. Elle est pâle en couleur, insipide, et ne forme aucun précipité par la chaleur ni par les acides. S'il diminue la quantité de sa boisson, il éprouve une sensation de soif extrême, et des symptômes généraux de fièvre apparaissent bientôt.

A part l'état *fébrile* dans lequel cet homme se trouve depuis quelques années, il jouit d'une bonne santé ; il est très-actif, et fournit par son travail journalier aux besoins d'une femme et de trois enfants. Il est d'une apparence un peu lourde; sa peau est pâle et naturellement moite; la température de son corps est assez égale, mais plus faible cependant que celle de beaucoup de personnes en bonne santé; les autres fonctions se font régulièrement.

XVIIIe OBSERVATION.

Soldat âgé de trente-trois ans, tempérament lymphatique; polydipsie datant de plusieurs années; urines abondantes, peu colorées, non acides; persistance de la soif.

(Bouffart, *Quelques considérations sur la soif*, thèse; Paris, an XIII.)

Louis Ledoux, du département de l'Oise, âgé de trente-trois ans, soldat le 14 septembre 1791, entré dans la garde impériale depuis deux ans, taille de 5 pieds sept pouces, d'un tempérament où il y a prédominance du système lymphatique, commença en 1793, étant à Cambrai, à ne pouvoir passer une nuit sans boire une grande quantité d'eau, et dans le jour à boire plus souvent encore, sans que cet état eût été précédé d'aucune maladie. Il lui était impossible de faire une lieue sans prendre de l'eau; aussi son capitaine lui permettait-il de sortir des rangs pour satisfaire son besoin dans toutes les citernes et toutes les maisons qui se trouvaient sur la route. Envain, à cette époque, il demeura cent jours à l'hôpital, pendant lesquels on essaya, par tous les moyens connus, de diminuer sa soif, rien ne put remplacer le besoin de boire l'eau la plus froide, qu'il continua à prendre au moins à la dose de quarante-huit livres en vingt-quatre heures. Il mange quatre livres de pain par jour, et il se porte bien, pourvu qu'il boive souvent. S'il prend parfois une bouteille de vin ou deux dans sa journée, il est obligé de boire douze à quinze pintes d'eau de plus le lendemain. Les urines de ce militaire sont fréquentes, mais elles sont loin d'avoir les principes acides qui caractérisent ordinairement cette sécrétion, à peine sont-elles colorées, et à peine ont-elles la température de 20° lors de leur émission; aussi le militaire Ledoux ne répugne-t-il pas à les prendre pour apaiser sa soif quand il est quelque temps sans rencontrer d'eau. Nous ne citons pas cette observation sous le nom de *polydipsie* sans avoir un peu de doute sur la vérité du titre que nous lui donnons; mais l'auteur, qui plus tard parle du diabète sucré, la rapporte comme un exemple de soif inextinguible; et du reste, quoique incomplète, elle nous présente quelques caractères qui nous permettent de la considérer sous ce dernier point de vue, tels que la persistance de la soif, sans affaiblir cet individu, qui a pu supporter les nombreuses fatigues qu'exigeait, surtout à cette époque, l'état militaire, l'alcalinité des urines qui se rencontre dans la polydipsie, enfin le silence sur la saveur sucrée de l'urine que les malades atteints de diabète distinguent fort bien, quand il leur arrive, comme à Ledoux, de boire ou de goûter leur urine, qualité qu'ils ne manquent pas d'indiquer.

XIXe OBSERVATION.

(*Ratio instituti clinici Ticinensis quam reddit* Josephus Frank, in-8°, p. 208; Viennæ, 1797. DIABETES INSIPIDUS.)

« Quinquagenarius, Aloysius de Antoni, ex feudis imperialibus ille « est, qui morbum attentione nostra dignissimum, ob raritatem, « tractandum exhibuit. Vir iste scilicet, optimo instructus corporis « habitu, propitiam semper habuit salutem, si paucas excipiam febres « intermittentes, atque capitis dolorem qui originem suam agnovit, « tribus abhinc annis, cum ex adverso fato in flumen quoddam ceci-

« disset. Die vero septima octobris hujusce anni, cum oryzæ secandæ « causa, in aqua pedibus degeret, ad vesperas siti sat vehemente cor- « ripitur, ac mox urinæ copia aucta, oris siccitas, lenisque diaphoresis, « per hebdomadam solummodo durans, appetitus aliqua depravatio, « atque muneris sui fungendi impotentia, sese adsociarunt. Quo sub re- « rum statu, per mensem integrum mansit, quin opem aliquam a medica « perquireret arte. Præterlapso vero illo tempore, medicum accersiri « curavit, qui pulveres nescio quos, sero lactis solutos propinavit. A « quibus alvus bis vel ter de die movebatur, cum debilitatis augmento. « Dein medietatem versus elapsi mensis novembris, nosocomium Me- « diolanense petiit, in quo pharmaca aliqua mihi ignota propinata « fuere; sed octo elapsis diebus, ob morbi longævitatem e nosodochio « expulsus fuit, domique mansit usque ad elapsam diem decembris « nonam.

« Hac die, ægroto in clinicum institutum recepto, meis que tradito « observationibus, sequentia adnotatu digna in conspectum sese pro- « didere : Siccitatis sensus ad os, ac sitis vix poculo a labiis remoto « recrudescens; virium summa prostratio, de die in diem aucta; cutis « arida; macies conspicua; licet etiam sub statu sano pinguis non fuerit « æger, urinæ copia aucta, sed nec dulcis, non salsedinosa, limpida « ut aqua fontis, ardor stomachi, surarum dolor, quæ etiam ab initio « morbi non defuerant, præsto erant. Appetitus optimus; pulsus a « naturali statu non abludens. Febris hujusque non apparuit, lingua « satis humida; dolor capitis ingens, alvus potius tarda; ob debilitatem « motus aliquantisper impeditus; sitis urinæque copia magis versus « noctem adaucta apparent. Interrogato ægro, quinam potus sitim sibi « magis falleret? Vinum esse respondit. Quibus omnibus rite perpen- « sis, diabetem insipidum coram haberi nemo est qui non videat. « Causas adparentes nullas adducit, præter Veneris abusum, nimios « labores progressos, victus tenuitatem, spirituosorum defectum. Cum « vero agatur de morbo qui tam pauca felicis exitus nobis offert exem- « pla, atque contrarii nobis quam plurima non deficiant, non nisi « valde dubiam, periculique plenam prognosim pronuntiare possum.

« Paucam interim, quæ remanebat, spem in remediorum excitantium « usum reposuimus; quum vero necdum morbus satis eluscesceret, « decoctum hordei pro potu et dietam tertiam præscripsimus.

« *Mane.* 10 decembris, et sexagesima tertia morbi die. Hac nocte, ob « sitim urgentem atque continuam, a potu sumpto mingendi necessitatem « parum dormivit. Alvus non aperta, urinarum nec dulcedinem nec « salsedinem ostendentium libras viginti tres minxit. Decocti communis « libras viginti septem potavit.

« (Cupri ammoniacalis granum unum, sachari albi scrupulum « unum).

« Fiant doses tales duæ. Capiat unam mane, alteram vespere. Dieta « quarta.

« 14. Nec oculum clausit. Alvus non mota, cætera continuant. « Urinæ libras 43 ½ minxit et 46 alimentorum tum fluidorum tum « solidorum sumpsit. Analysi instituta urinæ a pharmacopola domino « Marabellio examinatæ, sacharinum principium non ostenderunt.

« (Pulvis Doweri grana sex, sachari albi scrupulum unum).

« 18 decembris. Hac nocte aliquantisper imminutus fuit dolor ca- « pitis; per horam circiter dormivit; appetitus nullus; sitis eadem, « urinæ libras 32 minxit, et 32 alimentorum sumpsit, alvus semel « mota.

« (Pulveris Dowerii grana 25, sachari albi scrupulum unum).

« Fiant tales doses sex, capiat ter de die unam.

« Per sequentes dies propinat Josephus Frank : Vinum Malacense; « decoctum corticis Peruviani; opii puri grana duo vel tria; unguenti « mercurialis frictiones; mixtionem :

℞ Aquæ cinnamom. . } uncias tres.
Fontis aquæ . . . . }
Laudani liquidi guttas quadraginta.

« 1. januar. Parum dormivit; appetitus nullus; irritatio ad gingivas; « urinæ aquosæ 22 libras minxit; sitis imminuta est.

« (Vini Malacensis uncias octo, frict. mercurialis drachmam unam).

« 27. Ad noctem bene quievit, appetitus urget, adspectus melior, « urinæ naturales quoad copiam et colorem nec non saporem ; debilitas « non tanta, cutis minus arida.

« 7 februarius. Ardorem insignem ad scrobiculum cordis accusavit ; « in cæteris bene se habebat; aliquam tamen inapetentiam accusans.

« (Vesicans ad scrobiculum cordis).

« 10. Nosocomio tandem valedixit : urinæ erant naturales, quoad « colorem et copiam, ardor stomachi nullus, cutis non tam arida, et « corpus magis pingue quam cum nosocomium petierat.

J'ai cru devoir supprimer ici, pour ne pas augmenter la longueur de mon travail, une grande partie de l'observation rapportée par Frank, et dont tous les phénomènes de chaque jour ont été notés avec soin, matin et soir. J'ai cité en totalité les antécédents, et parmi les jours suivants de la maladie, j'ai choisi ceux qui m'ont présenté les caractères les plus saillants et les plus utiles.

Ce cas de soif exagérée, rapporté par le médecin de Pavie, nous offre un exemple bien évident de polydipsie, qui est rapporté par l'auteur sous le nom de *diabète insipide*. Dès le début, nous remarquons une soif sans cesse renaissante, la sécheresse de la bouche, la diminution de l'appétit, une faiblesse générale, la peau sèche, de l'amaigrissement, l'émission fréquente et abondante d'urine *non sucrée, limpide comme de l'eau de fontaine*, sans fièvre, la diminution de la soif, quand le malade prenait du vin. Suivant Frank, qui fait dépendre l'origine de cette maladie d'une cause asthénique, cette soif exagérée prit naissance sous l'influence de l'abus du coït, de travaux prolongés, de la privation des aliments nécessaires, et de l'absence des spiritueux. Il porta, dit-il, un pronostic grave, confondant sans doute, sous ce point de vue, le diabète sucré avec l'affection qu'il avait à traiter.

Cette observation nous offre le second exemple de guérison que nous trouvons sur 27 cas de polydipsie, et encore, pour constater ce résultat, aurions-nous désiré voir ce malade séjourner plus longtemps dans l'hôpital, car nous voyons bien ici la soif diminuer, et s'éteindre sous l'influence d'un traitement énergique, ayant surtout porté son action sur le tube intestinal; mais, admettant la récidive fréquente, la guérison passagère coïncidant avec le développement d'une autre maladie, il est à regretter que le sujet dont il est question n'ait pas été observé plusieurs jours après la cessation de cette chaleur intense dont l'estomac était le siége, et qui probablement était due aux agents thérapeutiques mis en usage; du reste, je pense, comme je l'ai déjà dit, que les astringents, les toniques et les opiacés, sont les meilleurs moyens à employer contre cette affection.

XXe ET XXIe OBSERVATIONS.

(*The Dublin journal of medical and chemical sciences*, septembre 1834, by Robert J. Graves. DIABETES INSIPIDUS.)

Hugues Cox, journalier, âgé de vingt-cinq ans, d'une constitution faible et cachectique, livré habituellement à l'intempérance, offre une santé détériorée par des maux vénériens et des traitements mercuriels. Depuis Noël dernier, il a beaucoup souffert de l'exposition au froid et d'une nourriture insuffisante. Il a été pris subitement d'une grande soif et il a vu la quantité de ses urines devenir considérable. En même temps ses forces ont diminué et sa respiration est devenue difficile; l'émaciation a été portée à un degré très-marqué. Sa bouche est sèche et comme parcheminée, sa langue est blanche et humide; il désire manger, quoiqu'il ne prenne aucun plaisir dans l'accomplissement de cette fonction; il trouve ses boissons très-agréables; il éprouve une sensation de rongement au cœur de l'estomac; il y a généralement constipation. Les intestins sont pleins de gaz; sa vue est affaiblie; il éprouve des vertiges; les gencives sont spongieuses et ulcérées; il a une grande langueur, une apathie considérable, peu de disposition à prendre de l'exercice. Les appétits vénériens ont disparu; sa respiration est difficile; faiblesse et douleurs dans la région lombaire. Il éprouve fréquemment une sensation de froid ; il y a de l'œdème vers les malléoles. Sa peau est sèche, il ne peut pas retenir ses urines ; il existe de la rougeur à l'orifice de l'urèthre. Il est sujet à des douleurs dans les os, et il a sur le bras des ulcères qui paraissent de nature scrofuleuse. Le pouls est à 68, plein et mou. Le malade pèse cent dix-neuf livres trois quarts. En vingt-quatre heures il a rendu onze livres d'urine, qui est d'une couleur jaune paille, pâle, entièrement limpide et transparente, excepté que sa surface se couvre d'un très-léger nuage muqueux ; elle n'est ni acide ni alcaline ; son goût n'est pas sucré, mais un peu salé et froid. Sa pesanteur spécifique est de 1008 (=1,1). Il n'y a pas d'albumine, elle contient moins d'urée que l'urine normale. En résumé, toutes les parties solides sont en moindre quantité ; le résidu ne contient pas plus de deux à trois pour cent de matière solide.

Ce malade fut mis à un grain d'opium répété quatre fois par jour, avec une nourriture animale, et on lui donna quatre, puis six pintes de petit-lait à boire. Administré ainsi, l'opium fut manifestement nuisible. Le malade devint sujet à une grande constipation et à la migraine ; son sommeil fut troublé par des rêves pénibles ; sa peau devint chaude, sèche, extrêmement sujette à la démangeaison, que quelques bains chauds ne purent faire disparaître ; sa langue était sale, la soif très-marquée, l'urine non diminuée dans sa quantité.

Après avoir subi pendant quinze jours ce traitement, auquel il faut ajouter un certain nombre de pilules bleues, des injections huileuses dans le rectum, et une application de sangsues à l'épigastre à cause de l'état de son abdomen, le malade fut trouvé avoir perdu une livre et un quart de son poids. Cela détermina à changer ce mode de traitement et à le mettre à l'usage de dix grains, quatre fois par jour, de la poudre de Dower, dont la dose fut portée jusqu'à soixante grains par jour. Le premier jour, ayant, sans précaution, bu après sa médecine, il éprouva de violents maux d'estomac, rendit une grande quantité de matière bilieuse, et fut pris, à la suite, d'une sueur abondante.

La poudre de Dower fut continuée; on y ajouta des bains chauds. La peau du malade fut moins sèche, et couverte souvent d'une légère transpiration, sa langue nette et moite. La soif et la quantité des urines diminuèrent graduellement, mais d'une manière constante; la digestion s'améliora, le sommeil revint sans trouble. Les végétaux, dont le malade était très-désireux, furent ajoutés à son régime habituel sans mauvais résultat; son embonpoint augmenta de huit livres en trois semaines; la quantité de ses urines variait entre trois à quatre pintes en vingt-quatre heures; la pesanteur spécifique de ce liquide augmenta et devint à peu près normale. Le malade quitta l'hôpital dans un état sensiblement meilleur à tous égards.

Une seconde observation, due à M. Moore, est rapportée par le même auteur. C'est encore un journalier, agé de vingt-huit ans, habituellement bien portant, amaigri, se nourrissant surtout de végétaux, ayant été pris depuis deux mois de dyspepsie, de cardialgie, avec flatulence, ballonnement du ventre, et trois semaines plus tard, d'une soif considérable, surtout pendant la nuit. Il se plaignait de fatigue et d'oppression au moindre exercice; l'appétit était bon, mais non excessif; la peau était chaude, la langue humide, le pouls à 68. Il y avait constipation. Il rendait par jour de douze à quatorze pintes d'urine, d'une couleur jaune pâle, d'une pesanteur spécifique de 1014 (=2,0), non sucrée, sans albumine. Son traitement fut commencé le 27 novembre 1839; ce jour-là, où il avait rendu quatorze pintes d'urine, on lui donna une livre d'infusion de quassia.

Le 6 décembre, 14 pintes d'urine, sueurs abondantes : *bain de vapeur, laudanum*, 5 *grains de poudre de Dower*, toutes les deux heures; *lavements émollients; régime animal.*

Les jours suivants, on augmenta la dose de poudre de Dower, qui fut portée à 150 grains par jour; on donna une boisson acidulée avec l'acide nitrique, quelques bains de vapeur. Les sueurs revinrent plus abondantes; la soif diminua; les forces furent augmentées. Le 28 janvier 1834, il sortit de l'hôpital rendant 4 pintes et demie d'urine, pesant 1010 (= 1,4). Son poids était alors de 8 *stones* (112 livres) et de 7 st. 2 livres au commencement du traitement.

Le docteur Graves regarde le diabète insipide comme très-rare et très-difficile à guérir. Il en a vu cependant trois exemples depuis quelques années. Il ajoute que les malades quittèrent malheureusement trop tôt l'hôpital, pour s'assurer si l'amélioration obtenue par le traitement suivi fut permanente. Il pense que les médicaments conseillés contre le diabète sucré sont applicables dans le cas de diabète insipide, établissant, du reste, une grande analogie entre ces deux affections, malgré la différence que présentent les urines dans leur composition.

Ces deux observations, citées par le docteur Graves, doivent évidemment être rapportées à la polydipsie, mais non sans noter les différences qu'elles présentent dans quelques points, comparées avec les exemples que nous avons déjà examinés, telles que, une grande faiblesse, l'émaciation portée à un haut degré, l'absence des désirs vénériens dans le premier cas, et enfin la pesanteur spécifique des urines, considérable chez le premier malade, et presque égale à celle de l'urine d'un homme sain chez le second. Il faut aussi remarquer la quantité énorme de poudre de Dower administrée, et l'incertitude de la permanence de l'état d'amélioration éprouvée par ces deux malades.

XXIIe OBSERVATION.

Polydipsie chez une jeune fille de dix-neuf ans, survenue à la suite d'une métrorrhagie abondante; traitement par la noix de galle et l'eau de chaux; diminution de la soif.

(Jarrold, *Recherches sur le diabète insipide. Bibliothèque médicale*, t, xx, p. 278, in-8°; Paris, 1808. — Trad. des *Annales de médecine* d'Altembourg, 4e cah., 1807).

Une fille de dix-neuf ans, traitée à l'hospice clinique d'Édimbourg, par M. Gregory, pour une menstruation excessive, se trouve guérie au bout de cinq jours par l'usage de l'alun en poudre. On lui administre ensuite des pilules scillitiques à cause d'un léger œdème qui lui reste ; et lorsque pour en connaître l'effet on mesure la quantité des urines, on s'aperçoit qu'elle est plus considérable qu'elle ne devait être naturellement, ce dont la malade n'avait point parlé. . . .

Dans les cinq dernières années la malade avait travaillé tous les jours quatorze heures, et debout, dans une fabrique de coton. Elle avait été mal nourrie et mal vêtue en hiver, sans cependant être malade. Deux mois avant d'entrer à l'hôpital, elle avait glissé dans un escalier, et n'avait pu éviter la chute que par un effort. Elle eut aussitôt une métrorrhagie, et éprouva dès le soir du même jour une soif extraordinaire avec écoulement d'urine considérable.

Les urines, qui n'avaient aucune saveur douce, allaient à cinquante ou soixante livres dans les vingt-quatre heures, et la boisson allait à peu près à la même quantité. L'usage de plusieurs médicaments, entre autres de la noix de galle et de l'eau de chaux, fit diminuer les urines au point qu'elles n'étaient plus que de dix, et même de cinq livres par jour. . . . .

Au bout de deux mois, elle sortit de l'hôpital, non parfaitement guérie, car elle rendait encore toujours huit à dix livres d'urine par jour. . . . .

Les qualités apparentes de ces urines étaient à peu près celles des urines d'une personne en santé, lorsqu'on y ajoute de l'eau. On y retrouvait tous les principes indiqués par Fourcroy et Vauquelin, si ce n'est que l'acide muriatique y prédominait. Le docteur Jarrold ajoute que sous l'influence des moyens employés, les douleurs de reins, les nausées, les vomissements cessèrent, et que les forces revinrent promptement.

XXIIIe OBSERVATION.

Jeune fille de quinze ans, polydipsie à la suite d'une fièvre rhumatismale; traitement par les toniques et les antispasmodiques. (Guérison d'un *diabète insipide*, par le docteur Muhrbeck, à Demnin. Premier cas qui se soit présenté à l'auteur depuis vingt-six ans qu'il exerce la médecine.)

(*Bibliothèque médicale*, t. LXXIII, p. 106. — Trad. du journal d'Hufeland, mai 1820, par M. Marc.)

Une demoiselle de quinze ans, non encore réglée, fut atteinte d'une fièvre rémittente rhumatismale, accompagnée, dès l'invasion, d'une soif excessive; on lui donna un vomitif, qui expulsa une grande quantité de bile : les signes de gastrite cédèrent, mais non la fièvre; la soif était inextinguible; l'urine était claire, sans saveur ni odeur, et surpassait de trois à quatre fois les boissons prises. Cet état persista après la fièvre rhumatismale; mais l'appétit était devenu bon, et la malade ne se plaignait d'autre chose que d'accès passagers de cardialgie, et d'une lassitude extrême et continuelle. Le diabète avait ainsi duré pendant trois semaines, lorsque M. Muhrbeck fut appelé. Déjà l'émaciation était devenue très-sensible, et tous les signes d'une fièvre hectique commençante existaient. La cardialgie alternait évidemment avec une douleur dans la région lombaire : ce symptôme porta M. Muhrbeck à soupçonner l'existence d'une métastase rhumatismale sur les reins, et à administrer, par conséquent, les antirhumatismaux, les antispamodiques, et à appliquer un vésicatoire sur la région lombaire. Ces moyens ayant échoué, et la fièvre lente, la faiblesse, les sueurs froides, ayant considérablement augmenté, M. Muhrbeck eut recours aux toniques, et particulièrement au quinquina, à la valériane et au camphre, ainsi qu'à des pilules composées de poivre d'Espagne, de castoreum, d'assa fœtida, d'extrait de valériane, et de quassia. Il ordonna les boissons mucilagineuses, et surtout un régime alimentaire nourrissant, et fit faire sur les lombes des frictions avec la teinture de pyrèthre camphrée.

Cet ensemble de moyens détermina, à un peu de faiblesse près, le retour complet de la santé.

Cette observation s'éloigne, sous quelques rapports, du point de vue sous lequel j'envisage la question que je traite. En effet, la polydipsie de cette jeune fille peut être regardée comme symptomatique, ainsi qu'on en trouve plusieurs exemples dans les auteurs anciens. Mais ayant déjà signalé les affections rhumatismales comme cause de soif exagérée, j'ai cru devoir rapporter ce fait, quoique très-incomplet, pour confirmer ce que j'ai avancé. S'il est vrai que la polydipsie fut ici symptomatique, la guérison a été, par cela même, bien plus facile à obtenir.

XXIVe OBSERVATION.

Sous le nom de *diuresis, hydruria,* le docteur Robert Willis (*Urinary diseases and their treatment*, in-8°; London, 1838), cite l'observation d'un homme âgé de soixante-douze ans, atteint de polydipsie depuis plusieurs années; maladie caractérisée par une soif très-intense; des urines abondantes, non sucrées, d'une pesanteur spécifique peu différente de celle de l'eau.

Le malade qui fait le sujet de cette observation était âgé de soixante-douze ans; la diurésie dont il était affecté existait depuis plusieurs années. Pendant les trois ou quatre dernières années de sa vie, il avait coutume de rendre régulièrement six ou huit, souvent dix à douze litres d'urine dans l'espace de vingt-quatre heures. Il était obligé d'uriner trois ou quatre fois dans le courant de la nuit. Les urines furent toujours d'une pâle couleur, parfaitement transparentes au moment de l'émission; mais elles ne conservaient pas toujours cet état : souvent elles se troublaient par le refroidissement. L'odeur qu'elles présentaient était peu marquée, mais elle se rapprochait de celle qui caractérise l'urine. Quelque temps après leur émission, elles rougissaient le papier de tournesol; leur poids spécifique variait entre 0,8, et 1,6, à l'aréomètre de Baumé. Le résidu obtenu par l'évaporation était en faible proportion relativement à la quantité du liquide, et il contenait, dans la même proportion, de l'urée, de la matière extractive soluble dans l'alcool et les sels alcalins ordinaires, mais avec prédominance des sels phosphatiques. Les urines concentrées, et mises en contact avec du ferment, n'ont donné aucun signe de fermentation, et ne contenaient, par conséquent, aucune trace de sucre. Les symptômes les plus remarquables étaient de la langueur, du dégoût pour l'exercice, sans amaigrissement; son appétit ne fut point augmenté pendant quelque temps; dans les deux dernières années de sa vie, il diminua sensiblement; outre le temps des repas, il faisait une grande consommation de liquides : il avait continuellement sur sa table une grande carafe d'eau qu'il vidait et remplissait plusieurs fois dans la journée; il maigrit peu jusqu'à la fin, et conserva sa nonchalance et sa langueur sans indisposition du corps; mais son caractère s'affecta : il devint de mauvaise humeur, parut mécontent avec tout le monde, et particulièrement avec ses amis; ses facultés intellectuelles ne furent jamais altérées; la manifestation de l'harmonie et de l'énergie de son caractère avait seulement diminué; il s'emportait à la moindre application de son esprit.

On ne peut mettre en doute que cet état de choses ne hâta le dépérissement naturel de son corps. Le sommeil était interrompu à chaque heure pour satisfaire au besoin de vider sa vessie, alors même qu'elle ne contenait pas une quantité d'urine capable d'être préjudiciable à la santé. La diurésie dont ce malade était atteint avança certainement un peu le terme de sa vie.

Après avoir cité ce fait, le docteur Willis ajoute : Cette maladie peut, dans quelques cas, durer plusieurs années sans que l'état général de la santé paraisse affecté; mais elle agit à la longue sur toute l'économie, et le pronostic, quoique difficile à établir sur-le-champ, et quoiqu'il doive être plus ou moins éloigné, doit toujours se présenter sous l'aspect d'une fâcheuse terminaison.

Dans le traitement de cette affection, le docteur Willis veut qu'on s'attache principalement à diminuer l'activité du rein : dans ce but, il conseille, comme un moyen puissant, de faciliter les fonctions cutanées, de provoquer la transpiration par des bains chauds, des frictions excitantes faites nuit et jour, et en portant habituellement des vêtements chauds. Nous avons déjà vu plusieurs fois proposer ce moyen, rationnel sans doute, mais dont l'efficacité ne nous est pas démontrée par les résultats obtenus. Le même médecin recommande les aliments facilement digestibles et assimilables, et de n'accorder que la quantité de boisson strictement nécessaire pour satisfaire la soif. Quant aux agents pharmaceutiques, il veut qu'on donne les anodins et les toniques, et qu'on tienne le ventre libre par de doux laxatifs. Pour remplir ces indications, il conseille une mixture de rhubarbe, d'aloès et d'extrait de jusquiame ; en tête des narcotiques, il place l'opium, qui agit très-bien dans l'hydrurie; donné à petites doses chez ce malade, il a diminué la sécrétion urinaire en procurant du repos, en rendant la soif moins vive, et en augmentant les forces. Le mercure agit rarement contre cette sécrétion abondante des urines. Comme moyens toniques, il donne la préférence aux infusions d'écorces amères, de gentiane, de quassia, au carbonate de fer.

Ce cas, rapporté par le médecin anglais, est le second exemple que nous ayons à citer, terminé par la mort, dont les causes restent incertaines comme dans l'observation VI. L'absence d'une description des symptômes qui ont précédé la mort, et des lumières que, par l'autopsie, l'anatomie pathologique aurait pu fournir, nous laisse douter si une autre maladie n'est pas venue mettre un terme à l'existence de ces deux malades. Peut-être ici, comme chez le jeune Chapelier, avons-nous affaire à un diabète aqueux, qui, produisant un dépérissement progressif, a fini par amener une terminaison funeste.

XXVe OBSERVATION.

Femme âgée de cinquante ans; pertes utérines abondantes; soif exagérée; traitement par les préparations ferrugineuses et les bains chauds; guérison.

(J. Bostock, *Observations lues à la Société médicale et chirurgicale de Londres,* le 28 avril 1812, trad. dans le *Journal général de médecine*, t. LIX, p. 81; Paris, 1817.)

«J'ai donné mes soins, il y a environ quatre ans, à Mad..., âgée de cinquante ans, pour une perte utérine très-violente, qui l'avait beaucoup affaiblie. L'hémorrhagie disparut complétement, et l'évacuation menstruelle cessa depuis lors. Quoique très-faible encore, cette malade se regardait comme guérie. Cependant le moindre exercice la fatiguait, et les aliments qu'elle prenait avec appétit ne rétablissaient point ses forces. A la fin, elle se trouva tellement incommodée, qu'elle me fit appeler de nouveau.

«Les symptômes qu'elle éprouvait me firent aussitôt soupçonner un diabète; elle urinait beaucoup plus que de coutume, et elle avait, durant la nuit, des besoins si fréquents, que son sommeil en était troublé. Elle me raconta qu'elle avait eu quelques semaines auparavant une éruption croûteuse à la tête, et que, si elle négligeait de nettoyer cette partie tous les jours, elle y ressentait un prurit intolérable. Elle avait toute la surface du corps sèche, et particulièrement les paumes des mains; et quoique elle éprouvât souvent des chaleurs à la peau, elle ne transpirait jamais.

«La quantité moyenne d'urine évacuée dans vingt-quatre heures était de 10 livres un quart, poids de troy. Ce fluide était pâle, et presque entièrement transparent; il avait une odeur fade; il rougissait un peu la teinture de tournesol. La pesanteur spécifique de la portion sur laquelle j'ai fait mes expériences était 1034. Le résidu resté sur le filtre, après une lente évaporation, ne paraissait pas différer, par ses qualités physiques, de l'extrait d'une urine saine. Pour m'assurer si cette urine contenait du sucre, je la mêlai avec de

11

l'acide nitrique, et je conclus qu'elle n'en contenait pas du tout, parce qu'il ne se forma pas d'acide acétique.

« Je m'étendrai fort peu sur le traitement que j'employai. Comme l'urine n'était point sucrée, je ne prescrivis pas le régime animal, ni les autres remèdes auxquels on attribue la faculté de fortifier les organes digestifs, et de ramener la peau à son état naturel. Pour remplir la première indication, j'insistai principalement sur les préparations martiales; pour la seconde, j'ordonnai des bains chauds. Mais je pense que les symptômes avaient entre eux la plus intime relation, et que ce qui soulageait l'un était également avantageux pour les autres. La terminaison fut heureuse; les symptômes généraux disparurent, l'urine revint à son état ordinaire, et les fonctions de la peau se rétablirent. La dame se porte fort bien depuis environ une année. »

L'auteur pense que cette maladie était un véritable *diabète*, parce qu'elle en offrait, dit-il, les trois symptômes pathognomoniques, savoir, l'augmentation de l'appétit, la suppression de la transpiration cutanée, et surtout l'évacuation d'urine extrêmement abondante. Il ne peut pas décider, ajoute-t il, si cette affection est le commencement du diabète sucré, ou si elle a de la tendance à se terminer par cette dernière maladie; cependant cela lui paraît probable, et cette opinion est confirmée par un cas dont le docteur Lewin, de Liverpool, lui a communiqué les détails.

Mais si, désireux de connaître si cette opinion est fondée, si elle est basée sur des conclusions rigoureuses, on lit attentivement l'observation donnée par ce dernier médecin, et principalement un autre fait dû au docteur Cartney, médecin de l'infirmerie de Liverpool, l'histoire de la maladie, les caractères physiques, et l'analyse chimique de l'urine, prouvent bientôt que l'opinion avancée par le docteur Bostock n'est nullement soutenue par les faits qu'il cite à l'appui.

Du reste, sans nier d'une manière absolue le passage alternatif, comme le veut ce médecin, de l'urine aqueuse à l'état d'urine sucrée, nous devons dire que l'observation n'est point venue encore confirmer ce résultat.

Cette observation de Bostock est si incomplète, qu'on ne sait si on doit la rapporter au diabète sucré ou à la polydipsie. Si on a égard à la pesanteur spécifique de l'urine, à l'appétit assez prononcé, et au dépérissement de la malade, on devra croire à l'existence d'un diabète sucré. Mais l'analyse n'a point démontré la présence du sucre : aussi on ne peut douter qu'il n'y ait eu erreur dans l'évaluation de la pesanteur spécifique de l'urine, qui, dans le cas où elle est pâle et transparente, ne présente un chiffre si élevé que lorsqu'elle contient une grande quantité de sucre. C'est le troisième exemple de soif intense survenue après des pertes utérines abondantes.

XXVIe ET XXVIIe OBSERVATIONS.

(Marchal, thèse sur la soif, n° 133; Paris, 1815.)

Douze hommes de l'armée du roi de Naples, venant de Salerne, ayant fait macérer un morceau de viande dans une casserole de cuivre mal étamée, avec du vinaigre et d'autres épices, le firent cuire le lendemain, pour en faire la pièce principale de leur repas. Au sortir de table, tous éprouvèrent des vomissements et de violentes coliques, sueurs froides : sept moururent. Les cinq autres, ayant probablement eu moins d'appétit, en furent quittes pour des coliques et tranchées, à l'exception d'un, qui, pour le dire en passant, privé de membre viril, résultat d'une maladie vénérienne, fut atteint de la soif la plus intolérable. Irascible jusqu'à la fureur, lorsqu'il manquait d'eau, ou qu'on lui présentait des aliments solides, il mourut dans le marasme le plus complet, le cinquantième jour de son accident. Je dois observer que les urines de ce malheureux étaient sans couleur, comme sans saveur, et qu'il les buvait sans répugnance quand on lui refusait de l'eau ou toute autre boisson.

Un militaire âgé de vingt-quatre ans, accompagnant son ami, l'invita à un repas d'adieu. A peine l'eurent-ils terminé, que celui-ci fut pris de violentes coliques et de vomissements, de sueurs froides, tremblement de tout le corps, et d'une soif qu'aucune boisson ne put étancher. Entré à l'hôpital militaire de Metz, il fut confié aux soins de M. Gorcy, médecin très-distingué, qui parvint à faire cesser les vomissements; mais la soif persista, ainsi que la rougeur et la chaleur de la bouche et du pharynx. Il me semble voir encore ce malheureux, dont la santé allait assez bien, du reste, se promener dans les deux cours, buvant à chaque pompe, et remonter vers son lit, transportant à peine son énorme provision pour la nuit. Après quatre-vingt-dix jours d'un traitement infructueux, il s'en retourna à son régiment, portant dans son sein le feu dévorant d'une soif qu'on ne put éteindre, et qui finit par le consumer.

Ces deux observations sont si incomplètes, qu'on ne sait si on doit les rapporter à la polydipsie ou à la soif symptomatique; la dernière semblerait devoir être plutôt rattachée au diabète sucré.

XXVIIIe OBSERVATION.

(Observation sur une maladie épidémique des enfants. *Gazette de Santé*, p. 93; juin 1777.)

Depuis quelques années, il règne une maladie meurtrière parmi les enfants. Elle a été observée d'abord à Cette, ville du bas Languedoc, où elle se renouvelle tous les ans vers la fin de juillet, et au commencement d'août, avec la même violence.

Au mois d'août de l'année dernière, elle a paru dans la ville de Béziers, où elle a enlevé deux cents enfants en très-peu de temps. Elle attaque ordinairement ceux qui sont à la mamelle, depuis cinq mois jusqu'à quatorze et quinze mois. Jusqu'à présent on n'a fait aucune découverte sur la cause qui peut lui avoir donné lieu.

Elle s'annonce d'abord par une soif intolérable, ce qui l'a fait nommer par les premiers observateurs *hydromanie*, comme pour dire manie de l'eau, ce qui est une dénomination très-vicieuse. Cette soif les dégoûte de toute espèce d'aliment, du lait même; ils ne désirent que l'eau, dont ils boivent avec avidité. A ce premier symptôme succèdent des nausées, le vomissement; les matières excrémentitielles sont bilieuses, âcres, corrosives. Le ventre est tendu considérablement; il y a de la chaleur par tout le corps. Enfin ils sont attaqués de convulsions dans lesquelles ils périssent.

Pour y remédier, on a mis en usage les absorbants, les vermifuges, les purgatifs, les huileux, les adoucissants : aucun de ces moyens n'a réussi. Un mélange de suc de citron, de tartre, de nitre, de menthe, administré conjointement avec l'ipécacuanha, a eu plus de succès.

XXIXe OBSERVATION.

Pour terminer les observations que l'on vient de lire, je crois utile d'ajouter ici une note sur une polydipsie épizootique observée chez les chevaux, que je dois à M. Rayer, qui l'a trouvée en faisant ses recherches si curieuses et si intéressantes sur plusieurs points de pathologie comparée. Elle a été publiée dans le *Recueil de médecine vétérinaire*, 7e année, 1830, par M. Moiroud, professeur à l'École d'Alfort, avec une *Analyse des urines*, par M. Lassaigne.

Cette affection, nommée *la pisse* par les propriétaires et par les conducteurs des animaux qui en étaient atteints, régnait depuis trois mois parmi les chevaux de la capitale, et se manifestait surtout dans certains quartiers : ainsi, dans le voisinage de Montmartre, les trois quarts des chevaux étaient soumis à cette sécrétion abondante des urines. La maladie sévissait presque exclusivement sur les chevaux de trait entiers; sur ceux des plâtriers, des entrepreneurs de vidanges : chez l'un d'eux, sur vingt-deux chevaux, il y en avait dix-huit d'affectés.

M. Moiroud attribue le développement de l'affection dont il s'agit à une mauvaise alimentation, à la constitution humide de l'atmosphère.

Au début, les animaux étaient généralement tristes et abattus; ils avaient peu d'appétit, la bouche chaude, la langue sèche, et la région lombaire sensible à la pression; en même temps l'urine coulait abondamment, et la soif était alors en quelque sorte inextinguible; l'abattement et l'anorexie diminuaient un peu vers le huitième ou le dixième jour, mais les malades maigrissaient de plus en plus; leur peau était sèche, leur poil terne et piqué; les crotins étaient durs, coiffés et mal digérés; le pouls était plein, souple et un peu fréquent; la membrane pituitaire était pointillée, rouge, et cependant froide; la muqueuse de l'urèthre se présentait tuméfiée, et entièrement rouge. Les malades pissaient de quatre à six fois par heure, et rendaient chaque fois au moins un litre d'urine. Chez quelques-uns, cette excrétion était encore plus fréquente, et elle prenait surtout une activité remarquable quand les boissons avaient été prises à discrétion. Dans le principe, l'urine était rendue avec facilité; mais, au fur et à mesure que la maladie marchait vers sa période d'état, l'évacuation de ce liquide devenait de plus en plus douloureuse, ce qui paraissait être dû à la tuméfaction de la muqueuse de l'urèthre; dans quelques cas, au lieu de dysurie, on observait une véritable incontinence d'urine.

Cette liqueur, pendant tout le cours de la maladie, était limpide, de couleur jaune-paille, d'une odeur extrêmement faible, mais analogue à celle de l'urine dans l'état normal; sa saveur était fraîche et piquante; sa pesanteur spécifique presque égale à celle de l'eau; elle a donné à la température de + 19° 1007, la densité de l'eau étant 1000.

Soumise à l'analyse chimique par M. Lassaigne, elle a fourni les résultats suivants:

1°	Eau	98,0
2°	Urée. Benzoate de potasse. Acétate de potasse. Acétate de chaux. Chlorure de sodium. Acide acétique libre	1,5
3°	Mucus. Sulfate de chaux	0,5
		100,0

Il résulte de cette analyse, que l'urine qui en fait l'objet diffère de celle du cheval dans l'état ordinaire, 1° par une plus grande proportion d'eau; 2° par la présence de l'acide acétique, qui s'y trouve libre en partie; et 3° par l'absence des carbonates terreux. On n'y a point trouvé de principe sucré comme on en trouve dans l'urine des hommes attaqués de diabète.

Cette affection a duré généralement de trois à quatre semaines: alors les chevaux reprenaient leur appétit, leur force et leur gaieté ordinaires; quelquefois cependant elle se prolongeait au delà de ce terme: elle se compliquait de gastro-entérite, et avait alors une terminaison funeste. L'autopsie ne démontrait qu'une violente inflammation de la muqueuse vésicale.

Cette affection épizootique développée chez les chevaux doit être regardée comme une véritable polydipsie, et non comme un diabète analogue à celui de l'homme, ainsi que le veut M. Moiroud. En effet, les qualités physiques et chimiques des urines, la marche de la maladie, sa terminaison, ne permettent pas de l'envisager sous ce dernier point de vue. La lésion inflammatoire qu'on a rencontrée à l'autopsie, dans le réservoir et le canal excréteur des urines, peut être attribuée à l'excitation sans cesse renouvelée de ces organes par le passage continuel d'une quantité vraiment incroyable de liquide urinaire. On voit, par l'analyse qui est due aux soins de M. Lassaigne, combien la composition de cette urine diffère de celle des diabétiques, et combien est petite la quantité du résidu, relativement à l'immense quantité du liquide rendu.

La complication de l'existence d'une gastro-entérite, dans les cas de terminaison fâcheuse, n'indiquerait-elle pas de quel côté on doit chercher le siége de cette affection?

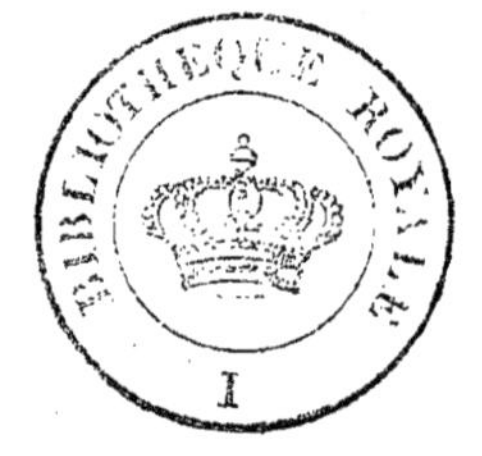
BIBLIOTHÈQUE ROYALE
I

www.ingramcontent.com/pod-product-compliance
Ingram Content Group UK Ltd.
Pitfield, Milton Keynes, MK11 3LW, UK
UKHW021201220726
13924UKWH00003B/1255

9 782019 278441